中医药学

ZHONGYIYAO XUE CUJI KOUJUE

促记口诀

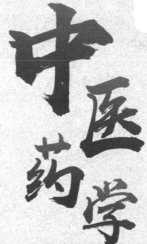

梁保庆 梁 晨 叶宁慧 编著

西安交通大学出版社
XI'AN JIAOTONG UNIVERSITY PRESS

国 家 一 级 出 版 社
全国百佳图书出版单位

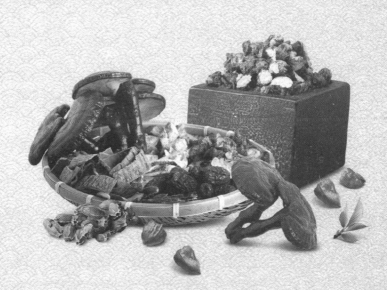

图书在版编目（CIP）数据

中医药学促记口诀／梁保庆，梁晨，叶宁慧编著. — 西安：西安
交通大学出版社，2022.11
ISBN 978 - 7 - 5693 - 2319 - 1

Ⅰ.①中… Ⅱ.①梁… ②梁… ③叶… Ⅲ.①中国医药学 Ⅳ.
①R2

中国版本图书馆 CIP 数据核字（2021）第 213807 号

书　　名	中医药学促记口诀	
编　　著	梁保庆　梁　晨　叶宁慧	
责任编辑	赵文娟	
责任校对	赵丹青	

出版发行 西安交通大学出版社
　　　　　（西安市兴庆南路 1 号　邮政编码 710048）
网　　址 http://www.xjtupress.com
电　　话 (029)82668357　82667874(市场营销中心)
　　　　　(029)82668315(总编办)
传　　真 (029)82668280
印　　刷 西安明瑞印务有限公司

开　　本 720mm×1000mm　1/16　**印张** 17　**字数** 245 千字
版次印次 2022 年 11 月第 1 版　2022 年 11 月第 1 次印刷
书　　号 ISBN 978 - 7 - 5693 - 2319 - 1
定　　价 92.00 元

如发现印装质量问题，请与本社市场营销中心联系。
订购热线：(029)82665248　(029)82667874
投稿热线：(029)82668803　(029)82668805

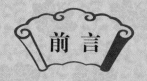

前　言

　　中医药学是中国文化源远流长的瑰宝,其博大精深,哲理深邃,惠及中华儿女数千年。走进大型书店,中医药书籍显眼壮观,展现出古今雄威的文墨版本,为爱好中医药学者提供了丰富的博览读本。

　　若想学习中医药知识,作为中医师为患者解除病患疾苦,就得对中医学理论融会贯通并加以运用,然则,如此浩如烟海的论著,阅读不易,更难铭记。笔者受家传影响,从入学识字起,就与中医药知识结缘。笔者大学五年虽读西医,但也有学习中医药学相关课程。进入临床工作,又专门参加了脱产西学中学习班,并到南京市中医院进修。运用中医药知识为患者服务六十多年,深感要把中医药知识熟练地运用于实践,尤其面对患者繁杂的病症,欲做出正确的诊断、立法处方治疗,就要靠平时熟记在脑海中相应的理论知识,才能得心应手地完成。为此本人在实践中参考前辈经验,尽量采用顺口利记的办法,把中医药学基础、临床、方药和经络等相关理论知识编撰成歌诀,便于记忆。

本书分为上、中、下三篇及附篇，其中，章节的分类结合了诸多中医学书籍和作者个人对中医药学的理解，可能会与教材的章节分类有所偏差，实属不同角度的理解，也希望能够引发读者的思考与讨论。本书共载口诀400余首，并一一简要解释。耄耋之年，欲将自身体验提供给有用者参考。有所受益者即为余之荣幸，如有不周之处，诚望指正。

梁保庆

2022 年 5 月

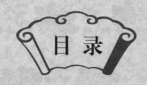

目 录

中篇　中药与方剂

下篇　临床诊治

上篇

中医药学基础理论

第一章 阴阳和五行

第一节 阴 阳

一、理论概要

阴阳对立又统一，
贯穿生理与病理，
互根消长转化易，
因果互及相联系。

 简释

阴阳不仅是相互对立、相互制约的，同时又是相互联系、相互依存、相互作用、相互转化的。

阴阳是相辅相成、对立统一的。阴与阳总是此盛彼衰，此消彼长，不断地运动变化着。对于物质的"体"与"用"或"质"与"能"，通常认为"质"为阴，"能"为阳，"体"为阴，"用"为阳，亦即阴是阳的物质基础，阳是阴的作用和力量的表现。古人说："阳根于阴，阴根与阳""无阳则阴无以生，无阴则阳无以化""孤阴不长，独阳不生"，说明两者之间因果互及、相互联系。在人体生理与病理变化中，也是阴阳互根、消长转化的过程。这作为中医理论的总纲，贯穿和指导着临床工作者正确地为患者辨证施治。所以中医工作者务必认真学习和领会。

二、临床运用

（一）

察色按脉别阴阳，

阴阳虚实要分清，

阴虚阳盛为实热，

阳虚阴盛虚寒证。

中医诊病施治先要辨别阴阳，是阴盛阳虚的虚寒证，还是阴虚阳盛的实热证，以拟订施治原则。临床的八纲辨证可以阴阳来划分为表热实的阳证和里虚寒的阴证，如望诊见色泽鲜明为阳，晦暗为阴；闻诊中声大洪亮为阳，低微断续为阴；脉诊中浮、数、大、滑、实为阳，沉、迟、微、涩、虚为阴；主诉畏寒、自汗、尿清长为阴，身热、盗汗、口干为阳等。属阳则阴虚，属阴则阳虚。阴盛则寒，阳盛则热。阴盛则阳病，阳盛则阴病。

（二）

诊治要核是辨证，

四诊八纲脏腑明，

正治反治识逆从，

扶正祛邪调平衡。

运用四诊八纲和脏腑经络学说来辨别病情，结合时令、地域环境等因素，分析病因、病机做出正确诊断，通过理法方药施治。《黄帝内经》（以下简称《内经》）曰："逆则正治，从者反治"，病机与症状一致者正治，即寒者热之，热者寒之，虚者补之，实者泻之。反之出现假象、病情较复杂者逆治，即热因热用(对真寒假热的患者以热治),寒因寒用(对真热假寒的患者以寒治),塞因塞用(以补益之法治胀满不通者),通因通用(以通下法治泄利漏下者);若邪实正虚者应予以扶正祛邪,以达到阴阳协调平衡,恢复健康。

(三)

四气五味分阴阳,
虚补实泻寒热详,
君臣佐使若布兵,
阴阳证候药调停。

 简 释

药性的寒、热、温、凉为四气,辛、酸、甘、苦、咸为五味。寒、凉属阴,温、热属阳;酸、苦、咸属阴,辛、甘(淡)属阳。凡正气虚者予滋补,邪气实者予清泄。寒证用温热药,热证用寒凉药。处方依君、臣、佐、使组方。君药是针对主症之药,臣药是协助主药增效之药,佐药是消除毒性或辅佐防偏之药,使药多为指引方中诸药直达病所之药。用药不可堆砌杂乱,应精准切中以求高效。

<h2 style="text-align:center">第二节　五　行</h2>

(一)

五行木火土金水,
生克制约守规律,
肝木心火脾土归,
肺金肾水亦相依。

中医的五行学说是以木、火、土、金、水五种事物属性为代表,以五者之间相互滋生、相互制约的内在联系来展示人体生理、病理变化的规律。肝(胆)属木,心(小肠)属火,脾(胃)属土,肺(大肠)属金,肾(膀胱)属水。

(二)

> 木火土金水相生,
> 土水火金木相抗,
> 促进抑制相反成,
> 相乘相侮即生病。

相生:肝木生心火,心火生脾土,脾土生肺金,肺金生肾水,肾水生肝木;相抗即相克:脾土克肾水,肾水克心火,心火克肺金,肺金克肝木,肝木克脾土。相生、相克不可分割,无生则无发生与成长,无克则不能维持其协调发展。所以,生、克是促进与抑制,相反相成的关系。古人曰:"造化之机,不可无生,亦不可无制,无生则发育无由,无制则亢而为害。"在五行中还有相乘、相侮的关系。"乘"是乘虚而袭,"侮"是恃强凌弱,譬如肝木过盛、肺金无力抑木时,则木乘土又侮金;反之木不足时则金乘木,土侮木,即出现病理现象。

(三)

> 生克乘侮亢乃制,
> 虚补实泻见母子,
> 辨证立法方药施,
> 阴阳五行真谛至。

疾病的演变可一脏发病,亦可多脏连病,本脏病可传他脏亦可他脏病传本脏。比如肝病传脾(木乘土)、脾病及肝(土侮木)、肝脾同病(木郁脾虚);肝病及心(母病传子)、传肺(木侮金)、传肾(子病及母)。病变的性质、预后的吉凶和治疗与疾病的传变顺逆相关。顺传预后多佳,逆传预后多差。虚则补其母,实则泻其子。在分析研究、探讨归纳和解释人体生理病理变化时,运用五行生克乘侮的关系,来指导临床辨证施治具有重要的意义。

第二章　脏　腑

五脏心肝脾肺肾，
胆胃肠焦膀胱沉，
五脏藏精满属阴，
六腑传化实阳真。

 简释

五脏即心、肝、脾、肺、肾，其功能为藏精气，六腑即胆、胃、大肠、小肠、三焦、膀胱，其功能是受纳消化水谷、吸收精微输布津液和排除废物与残渣。"沉"是实的意思，《内经》曰："所谓五脏者藏精气而不泻也，故满而不能实。六腑者，传化物而不藏，故实而不能满也。"五脏属阴，六腑属阳。"真"为实意（韵口）。还有奇恒之腑，功能是藏精气而不泻。

第一节　五　脏

一、心

心乃神舍主神明，
血脉属心全身行，
其华在面显功能，
心包护心坚守岗。

心为君主之官,主神明,五脏六腑在心的统领下,才能维持正常的生命活动。人的精神意识、思维活动和聪明智慧与心密切相关。《内经》曰:"心者,君主之官也,神明出焉。故主明则下安,主不明则十二官危。"心主血脉,其华在面。血脉在心的作用下,运行全身,完成对五脏六腑四肢百骸的荣养。如果心气不足,血脉空虚,则面无血色、苍白无华;心气衰弱,血行不通,则面色发绀;心功能健全,血运通畅,则面色红润有光泽。心包即心包络,其职责是保护心脏。一般讲心病多指心包病。《内经》曰:"故诸邪之在于心者,皆在于心之包络。"

二、肝

> 将军之官主谋虑,
> 疏泄畅达恶抑郁,
> 藏血调血组分配,
> 筋爪目与肝相依。

肝为将军之官,主谋虑,是说肝脏与人的精神情志密切相关。临床患者中因肝气致病者十分多见且情况繁杂。人体气机升降出入舒畅条达则气血平和,神爽身健。如果肝失条达,疏泄失常,就会出现抑郁烦闷亢奋而引发多种病症。肝气郁结则易怒,出现头晕、头痛,胸胁胀痛,月经不调等;肝气升发太过则肝阳上亢而头目胀痛、眩晕、耳鸣、耳聋,甚者亢盛化火致风证;升发不足则精神恍惚,失眠易惊。肝脾失和则影响人体消化吸收功能。《内经》曰:"人卧血归于肝",王冰说"人动则血运于诸经,人静则血归于肝脏。"如其藏血和血运功能失司,则会夜寐不宁,多梦易惊,魂不守舍等。《内经》曰:"食气入胃,散精于肝,淫气于筋",爪为筋之余,肝与筋状况可见于爪甲,故有"肝主筋,其华在爪"之说。肝开窍于目,《内经》曰:"肝气通于目,肝受血而能视。"

三、脾

脾主运化布精微，
应排水液向肾汇，
统摄血液循经运，
四肢肌肉口唇惠。

脾主运化，指脾有消化饮食和运输水谷精微的功能。饮食经消化吸收后，其中水谷精微经脾上输于肺，由肺贯注血脉以营养五脏六腑、四肢百骸，故称其为"后天之本"。如其功能失职（脾虚）就会出现腹胀、纳差、便溏、倦怠等。脾能把人体废水运输于肾经膀胱排出，故脾虚时水液运输障碍可致水肿、痰饮等。脾具有统摄血液循经而行的功能，脾虚不能统摄血液则会血离脉道而出血。脾主四肢肌肉，脾健运则肌肉丰满，四肢灵活有力。脾开窍于口，人的食欲与脾气相关，若湿邪困脾则口淡无味食欲不佳，舌胖苔腻。口唇红润有光泽提示脾健，口唇萎黄无光泽则为脾虚。

四、肺

肺司呼吸主宗气，
宣发肃降通调水，
皮毛肺卫防邪袭，
开窍于鼻知气味。

《内经》曰："天气通于肺"，肺主气，司呼吸。自然之气吸入，与脾输注于肺的水谷之气结合，积于胸中之气海即为宗气。通过肺朝百脉布散全身。《内经》曰："上焦开发宣五谷味，熏肤，充身，泽毛，若雾之溉，是谓气。"肺气肃降是说肺气以下降为顺，若肺气上逆则至咳喘。有宣有降，对立统一,能出能入,气道通畅才能和顺。《内经》曰:"饮入于胃,游溢精气,上输于脾,脾气散精,上归于肺,通调水道,下输膀胱,水精四布,五经并行。"如果肺失肃降,水液代谢受阻,水湿停留,小便不通即致水肿,故有"肺为水之上源"之说。肺主皮毛,皮毛得养于肺,肺中卫气宣发于体表,能防御外邪犯肺。《内经》曰:"肺气通于鼻,肺和则鼻能知香臭矣。"肺受邪则鼻塞、流涕,呼吸不畅。

五、肾

肾藏精生殖发育,

主水液气化所归,

出技巧主骨生髓,

开窍耳命门纳气。

肾藏精,包括先天之精(受之于父母)和后天之精(水谷化生),两者联系密切。先天之精靠后天之精滋养才能充实壮大。后天之精须有先天之精气蒸化才能产生。所藏之精足则肾气盛,不足则肾气衰。肾与人体生长发育和繁衍后代密切相关。肾主水,一是将具有濡润组织功能的津液布输到周身;二是将无用水液排出体外,即肾的气化功能。肾的阳气能够升清降浊,水入于胃,由脾上输于肺,肺气肃降,下流归肾。肾气化分清浊,清者上升于肺,布散全身;浊者下输膀胱,排出体外。虽然水液代谢与肺之肃降、脾之运化有关,但影响最大的还是肾。肾为作强之官,伎巧出焉是肾主骨生髓的效果。肾虚则髓少腰背酸困,骨弱无力,头昏健忘。《内经》曰:"肾之合骨也,其荣发也",毛发生落、泽枯与肾气有关。人的听力与二便也和肾气相关,故有"肾司二便"之说。肾虚则纳气无权,会出现喘息,即肾不纳气。

第二节　六　腑

（一）

五脏六腑表里衬，
经络联系关系紧，
大肠肺，小肠心，
肝胆脾胃膀胱肾。

五脏为阴，六腑为阳，脏主藏精，腑主化物。阳为表，阴为里。脏腑表里相合，由经络紧密联系。《内经》曰："肺合大肠，大肠者传导之腑。心合小肠，小肠者受盛之腑。肝合胆，胆者，中精之腑。脾合胃，胃者五谷之腑。肾合膀胱，膀胱者津液之腑，三焦者，决渎之官，水道出焉。"可见五脏之间、六腑之间、脏腑之间，在生理活动中能够保持相互协调，使营卫之气正常运行。如果它们之间平衡失调，则身体必然罹患疾病。

（二）

胃纳水谷并腐熟，
胆为中清决断奏，
小肠分别清浊走，
大肠传导糟粕出，
膀胱化气尿外流，
三焦疏通周身舒。

胃主受纳，腐熟水谷。《内经》曰："胃者水谷之海，六腑之大源也。五味入口,藏于胃,以养五脏之气。"在临床诊治中,要十分重视脾胃的盛衰,若胃气不衰,病虽重也易治,胃气衰则预后不良。故曰:"人以胃气为本"。胆贮胆汁,胆为中精之腑。《内经》曰:"胆者,中正之官,决断出焉。""奏"是做出之意,对某些精神情志病可从胆治;小肠主受盛化物,泌别清浊,对来自胃中水谷细致消化,分别清浊,清者为津液,浊者为糟粕,清者转输全身,终渗膀胱,浊者下注大肠;大肠主传导,将小肠传来的糟粕排出体外。若大肠失调,则肠鸣腹痛,或便秘,或溏泄下痢等;膀胱主排尿和贮存津液。《内经》曰:"膀胱者,州都之官,津液藏焉,气化能出焉。"津液之余入膀胱为尿液,小便异常与膀胱气化有关;三焦主诸气,疏通水道,分上、中、下三部,《内经》曰:"上焦如雾,中焦如沤,下焦如渎",雾指布气弥漫,沤指腐熟水谷,渎指二便的排出。三焦关系到人体水谷精微的生化、水液代谢、气血营养输送和废物排出,三焦通则内外、左右、上下皆通,身乃舒畅。

第三章　精、气、神

精有先天和后天，
生命原动精气先，
原宗营卫相关联，
精神意识属神管。

 简 释

精有先天和后天之分，先天之精受于父母，后天之精来源于水谷精微。精既是生命之始，又是生命活动之基础，直接与人的生长、发育、成长、衰老、死亡相关。"精"的内容包含精、血、津和液四个方面。《内经》曰："夫精者，身之本也。"精盈则生命力强，精亏则生命力弱；血是食物的精华，源于中焦脾胃。《内经》曰："中焦受气取汁，变化而赤，是谓血。"（《灵枢·决气篇第三十》）"肝受血而能视，足受血而能步，掌受血而能握，指受血而能摄。"全身功能必须在血液运行不息的状态下才能获得营养，维持其功能；津与液，清稀为津，浊稠为液；津在表能润肌肤，液在里可利关节、濡腔窍、补脑髓。"气"有元气、宗气、营气、卫气之分。原气又叫元气，是先天之精所化，发源于肾，藏于丹田（下气海），分为元阴、元阳，为人体生化动力之源；宗气是饮食化生之精气和吸入之清气相合而成，走息道、司呼吸，与声音、呼吸强弱有关，同时贯心脉行血气，与肢体寒温和活动能力相关；营气生于水谷，源于脾肾，出于中焦，有生化血液、营养周身的功能；卫气，生于水谷，源于脾胃，出于上焦，其性剽悍、滑利走窜，有温养周身、保卫肌表、抵御外邪侵袭的功能。"神"包括魂魄意志和思虑智慧等，神与人的认知、思维、记忆、意向和寐寤相关。

第四章 病 因

第一节 六 淫

> 风寒暑湿燥火，
> 六气成淫太过，
> 各有致病特色，
> 辨准施治病瘥。

　　风、寒、暑、湿、燥、火是自然界六种不同的气候现象，一般称为六气，如果时行太过即可致病于人而成六淫。"风"善动多变，《内经》曰："风者，善行而数变，故风者，百病之长也。"风邪（肝木）过必乘湿（脾土）而侮燥（肺经），故易犯肺而引发咳痰、鼻塞、流涕、咽痛等。寒邪易伤人阳气，出现恶寒发热、无汗、头痛等症，寒性凝滞而致气滞、血瘀、疼痛。《内经》曰："痛者，寒气多也。"暑为热邪，耗伤津液，可见高热、汗多、燥渴等，湿为阴邪，最易阻塞气机，伤人阳气。湿性重浊腻滞，为病缠绵难治，故有"千寒易消、一湿难祛"之说。脾胃受湿邪困扰则身重乏力、虚胖、头昏、多汗、失眠、健忘等。燥多见于秋天，《内经》曰："燥气流行，肝木受邪，民病两胁下少腹痛，目赤眦痛"，燥邪犯肺则咽干、鼻燥、干咳。火为热邪，易刑金伤肺而致咳喘、燥热、咯血、衄血等。

第二节 七 情

喜怒忧思悲恐惊，
七情受激致反应，
五脏六腑当辨清，
情志异常脏腑恙。

七情是人体对外界事物的反映。人如果受到过度刺激则可能引发疾病。《内经》有怒伤肝，喜伤心，思伤脾，忧伤肺，恐伤肾。怒则气逆，可表现为面赤、心烦、吐血、衄血等症；喜则气缓，可表现为神不守舍，情绪不安；思则气结，可表现为胸脘痞满、腹胀溏泻、纳差等；忧则气郁，可表现为气短胸闷等症；恐则气下，可表现为二便不畅等症。可见情志失调，会累及脏腑，对疾病的疗效和转归也有影响，临床诊治时应予关注。

第三节 饮食劳伤

饮食起居与作劳，
保持正规身健好，
随心所欲越规了，
身心受伤病来找。

人要健康长寿，就得养成良好的生活习惯。《内经》曰："知其道者，法于阴阳，和于术数，食饮有节，起居有常，不妄作劳，故能形与神俱，而尽终其天年。"若无视常规，熬夜、睡懒觉，饮食无度，不计寒热，性生活过度等，必然导致五脏六腑功能失调，尤其是脾失健运，气机不和，出现虚胖、腹大、神疲、乏力、健忘等症。

第五章　四　诊

第一节　望　诊

望诊关注形态舌，
面目络肤辨神色，
体形胖瘦和动作，
脏腑病变外形着。

　　望诊首看神色,颜面肌肤光泽、明润为正色,晦暗、枯槁为病色。察五色(青、黄、赤、白、黑)知病从逆。如肝病色青,见黑则顺,见赤则逆;肺病色白,见黄则顺,见赤则逆;心病色赤,见青则顺,见黑则逆;脾病色黄,见赤则顺,见青则逆;肾病色黑,见白则顺,见黄则逆。顺易治,逆难治。五脏病可反映到五官。《内经》曰:"故肺病者,喘息鼻张;肝病者,眦青;脾病者,唇黄;心病者,舌卷短、颧赤;肾病者,颧与颜黑。"察肌肤五色:气滞血凝则痛而色青,久寒久痛则痹而色黑,湿热痛肿则皮热而色黄赤,气虚血少则肤寒而色白,若五色杂则寒热交错。形态胖瘦、动作敏呆、皮肤润枯能反映健康状况。舌诊能了解脏腑情况。舌尖红示心火上炎;舌边红示肝胆热;有紫斑示肝郁;舌体胖大、有齿痕示脾虚有湿;舌质淡示血虚。舌苔白属寒,黄属热,黑而滑属寒,黑而燥属热,苔黄腻属湿热,无苔或脱苔属津液亏耗。

第二节 闻 诊

闻听声音嗅气味，
语音咳喘与呼吸，
声色强弱实与虚，
味道薄厚辨气秽。

声音低微，少气懒言属虚寒证；声高有力，多言性躁属实热证。突发嘶哑为实，慢成嘶哑为虚。呼吸气粗为实，呼吸短促而弱为虚。咳嗽重浊、痰稠黄为肺热，咳嗽无力为肺虚。喘逆有力、声高为实热，声弱无力、畏寒为虚寒。口气重、有口臭为胃热，酸臭是胃有宿食。

第三节 问 诊

一问寒热二问汗，
三问饮食四问便，
五问头肢六躯干，
七聋八渴俱当辨，
九问旧病十问缘，
再兼服药参机变，
妇女应问经与产，
小儿当问麻疹斑。

问寒热与出汗情况，可了解外感寒热虚实。问饮食与二便，了解脾胃肝肾情况。问头肢躯干，了解头部、四肢、胸腹和背腰处有无不适。耳鸣、耳聋与肝肾有关。口渴、喜热饮示胃寒,喜冷饮示胃热。了解旧病和病因利于诊治。了解以前用药和本次服药反应以利处方修正。还应了解妇女月经、孕产和更年期情况,小儿注射疫苗和有发热出疹等情况。医生诊治时必须做到心中有数。

第四节　切诊（脉诊）

（一）

今人把脉选寸口,

寸关尺部各左右,

心肝肾脉左腕守,

肺脾命门右腕驻。

 简 释

脉诊是中医一大特色,古有"寸口"和"人迎"取法,现在则独取寸口,即两手腕桡动脉应手处。"三部九候":三部即寸、关、尺,每部都取浮、中、沉,合为九候。在手腕掌面桡侧高骨处动脉搏动处以中指指腹轻按,为关部;示指指腹下搏动处为寸部;无名指指腹下搏动处为尺部。个高者三指疏松,身低者三指紧靠。寸候阳,尺候阴。切脉务求病者体位舒适,神态安宁。如刚进行剧烈活动,则当静休片刻。左侧寸部应心、小肠,关部应肝、胆,尺部应肾、膀胱;右侧寸部应肺、大肠,关部应脾、胃,尺部应命门。脉象要有胃气,凡应时脉(春弦、夏洪、秋毛、冬石),脉象从容和缓,至数分明规则,即有胃气,提示无病或病好治;无胃气者较难治且预后差。

（二）

浮沉迟数别虚实,

滑涩洪细弦紧知，

促结代濡弱芤示，

各有主病四诊施。

浮脉与沉脉：浮脉是浮取余，中取弱，沉取无；主表证；有力表实，无力表虚。沉脉是浮取隐，中取明，沉取余；主里证；有力为里实，无力为里虚。

迟脉与数脉：迟脉是一息三至及以下；主寒证；有力为冷积实证，无力为虚寒。数脉是一息五至及以上；主热证；有力为阳盛，无力为阴虚内热。

虚脉与实脉：虚脉是浮中沉取皆无力；主气血虚。实脉是浮中沉取皆有力；主实证；实而滑为顽疾，实而弦为肝郁。

滑脉与涩脉：滑脉来去流利圆滑，主痰湿和宿食。涩脉来去涩滞，主血少气滞。

洪脉与细脉：洪脉脉大，来盛如洪水；主热盛高热烦躁。细脉无力细小，主虚证劳损。

弦脉与紧脉：弦脉三部相连，指下如弦，有紧张的条索感；主痛证、风证和阴虚阳亢肝病。紧脉如按绳索，主寒证、痛证等。

促脉、结脉、代脉：促脉脉数不规则，主实热气滞血瘀。结脉缓而有不规则间歇，主阴盛气结，寒痰血瘀。代脉快慢交替有规律的间歇，主脏气衰，惊恐。

濡脉、弱脉、芤脉：濡脉浮小而软，如绵如水，轻按即得，重按则无；主湿主虚。弱脉沉小而软，主气血不足。芤脉大而中空，按如葱管；主大失血、贫血。临床常有相兼出现者，如浮数、浮缓、浮紧、沉迟、沉弦、沉细、滑数、弦数等，也有单部明显者，如头痛见寸浮，还有转归中脉象变化等。

第六章　八纲辨证

表里寒热虚实证，

归属阴阳即八纲，

表实热为阳候象，

里虚寒为阴证呈。

 简释

　　阴、阳、表、里、寒、热、虚、实即八纲。八纲辨证是中医临床辨证施治的基础。

　　表与里：表证是外感病的早期，有发热、恶寒，或恶风、头痛，鼻塞咳嗽，苔白薄，脉浮等，有寒、热、虚、实之分。里证见于外感中期或极期，病邪累及脏腑，还有内伤的里证。里证不仅有寒、热、虚、实之分，还有半表半里证的寒热往来和表里同病的发生。

　　寒与热：寒证有表寒、里寒之分。里寒表现为怕冷，手足凉，口淡不渴或欲热饮，小便清长，大便溏稀，舌质淡，苔润滑，脉沉迟；表寒则表现为畏寒，身冷，寒战，脉浮紧。热证则表现为恶热烦躁，口渴喜冷饮，小便短赤，大便干结，舌红苔燥，少津，脉数。寒热交错见恶寒发热，无汗，头痛，身痛烦渴，舌红苔黄，脉浮紧等。还有上热下寒、表热里寒等。寒热有真假，如本质是热证而表现为寒象，或本质为寒证而表现为热象，得细细辨别。

　　虚与实：虚证多见于久病、重病者，正气不足，面色苍白无华，精神萎靡，心悸气短，自汗，盗汗，舌嫩无苔，脉细无力等，有阴虚、阳虚、气虚、血虚之分。实证见于新起病，邪气盛，正气强，正邪交争激烈，病程较短，反应亢奋,声高气粗,高热面赤,或无热面青,或痰涎壅盛,或剧痛,苔厚脉洪。有虚实夹杂或虚实真假不同。

阴与阳:凡见虚寒证则属阴证,实热证则属阳证;或表实热为阳证,内虚寒为阴证。

第七章 脏腑辨证

第一节 五脏病辨证

一、心病

气血阴阳虚不足，
火热痰瘀实证属，
虚实不同证候出，
针对施治疗效奏。

 简 释

心气虚证见心悸气短，面白无华，体倦乏力，舌淡苔白；心阳虚证见形寒肢冷，心胸憋闷，舌淡胖，苔白滑。以上共有证候见自汗，脉结代。

心血虚、心阴虚共有症状是心悸，失眠，健忘，多梦。若面白无华，眩晕，唇舌色淡，脉细，则为心血虚；若潮热，盗汗，颧红，五心烦热，舌红少津，脉细数，则为心阴虚。心火热盛证见心胸烦热，失眠，面赤，口渴，舌尖红，苔黄，脉数，或见口舌生疮，衄血，甚或狂躁、谵语等。心血瘀阻证见心胸憋闷刺痛，痛引肩背内臂，时发时止，或伴心悸怔忡，舌质紫暗或有瘀斑，脉细涩或结代，重者暴痛，唇青肢厥，神昏欲绝。痰迷心窍证见面色晦滞，脘闷作恶，意识模糊，语言不清，呕吐痰涎或喉中痰鸣，甚至昏迷不省人事，苔白腻，脉滑；或精神抑郁，表情淡漠，痴呆，喃喃自语，举止失常。痰火扰心证见面赤,发热,气粗口苦,喉间痰鸣,痰黄,舌质红,苔黄腻,脉滑数,或不寐心烦,或哭笑无常,神志错乱,打人骂人等。小肠与心相表里,小肠实热证见口渴喜冷饮,口舌生疮,小便短赤,尿灼痛或尿血。小肠虚寒证见小腹隐痛,喜温喜按,肠鸣泄泻,小便清长,神疲无力等。

二、肝病

肝气郁结神不宁,
肝阳上亢头晕痛,
肝阴不足肾阴承,
肝胆湿热尿赤黄。

肝气郁结证见心神不宁,急躁易怒或精神抑郁,胁肋胀痛,嗳气纳差,口苦呕恶,腹痛,腹胀腹泻,月经不调,舌质紫,脉弦涩等。肝阳上亢证见头痛,头晕易怒,视物不清,胁痛口苦,舌边红,苔黄,脉弦数。若头痛剧烈,眩晕耳鸣,眼红不寐,吐血衄血,舌边尖红,苔黄厚燥,脉弦有力,则为肝火盛。肝阴不足证见头晕头痛,绵绵耳鸣,失眠多梦,或手足麻木、震颤,舌红少津,苔少,脉弦细数等似肝阳偏亢,但往往是肾阴不足的虚证,缘于肝肾同源,由肾阴虚承担。肝胆湿热证见胁肋胀痛,口苦纳呆,呕恶腹胀,小便赤黄,大便不调,黄疸,苔黄腻,脉弦数,或见会阴湿疹瘙痒,带下黄臭等。胆与肝相表里,胆郁痰扰证见惊悸不寐,烦躁不安,口苦泛恶,呕吐,胸闷胁胀,头晕目眩,耳鸣,舌黄苔腻,脉弦滑等。

三、脾病

脾气虚中气不足,
脾阳虚冷寒侵驻,
脾寒湿身懒不舒,
脾湿热发黄腹堵。

脾气虚证见脾不健运,纳呆腹胀,乏力面黄,小便不利,大便溏泄,舌淡,有齿痕,苔白,脉虚。脾不统血兼见吐血、衄血、便血,月经量多甚或崩漏。中气下陷兼见脱肛、胃下垂、疝气和子宫脱垂等。脾阳虚证见脾胃虚寒,面黄无华,脘腹胀满,喜温喜按,恶寒喜暖,欲热饮,肢冷,纳差,便溏,舌淡,苔白润,脉迟缓。脾湿热证见纳差呕恶,胸闷,腹胀满,心烦口苦,口渴,尿赤黄,大便臭秽不爽,身黄,苔黄腻,脉濡数。胃与脾相表里,胃病见六腑辨证。

四、肺病

肺气虚咳嗽气短,
肺阴虚干咳少痰,
风燥犯肺口咽干,
寒痰阻肺咳痰喘。

肺气虚证见慢性气管炎,咳嗽气短,痰多清稀,甚则气促身倦,消瘦无力,畏寒自汗,易患感冒,面色晦白,舌淡,脉虚。肺阴虚证见干咳或痰少而黏,潮热盗汗,手足心热,午后颧红,失眠,口干咽燥,舌红少苔,脉细数等。风燥犯肺:风热犯肺见咳嗽,痰黄稠不易咳出,咽喉疼痛,鼻流浊涕,口干欲饮,舌尖红,脉浮数;燥热伤肺见干咳剧烈或痰少而黏,鼻燥咽干,舌红苔少,脉浮细数。寒痰阻肺:风寒束肺见咳或喘,痰稀薄、多泡沫,鼻流清涕,或发热,恶寒,头痛,肢体酸楚,苔薄白,脉浮弦紧;痰浊阻肺见痰湿内阻,咳嗽痰多,色白黏,易咳出,气喘,胸满呕恶,苔白腻,脉滑等。

五、肾病

肾阴虚内热火旺,
肾阳虚畏寒肢冷,

肾气不固尿失控,

肾虚水泛身浮肿。

肾阴虚证见头晕目眩,耳鸣耳聋,齿松或痛,失眠遗精,五心烦热,口干盗汗,腰膝酸软,颧红唇赤,舌红苔剥,脉细数。肾阳虚证见形寒肢冷,精神不振,耳鸣耳聋,腰膝酸软,阳痿滑精,夜尿多,大便稀,自汗,舌淡苔白,脉沉迟无力。肾气不固证见尿多、夜尿频、尿余沥或失禁,滑精早泄,腰脊酸软,舌嫩苔白,脉虚尺小。肾虚水泛证见周身浮肿,下肢尤甚,腹胀满,腰酸痛,尿少,咳喘痰鸣,或呼多吸少,肾不纳气,舌质淡,苔白,脉沉细。若见心悸、心烦、失眠健忘、耳鸣、耳聋,则为心肾不交。

第二节　六腑病辨证

一、胃病

胃病寒热较常见,

肝气犯胃也麻烦,

阴虚阳虚需细辨,

食滞胃脘多胀满。

胃寒证见胃脘疼痛,轻则绵绵不已,重则剧痛难忍,多呈阵发,喜温恶寒,口吐清水,苔白滑,脉沉迟。胃热证见胃脘灼痛,烦渴多饮,消谷善饥,牙龈肿痛,口臭泛酸,嘈杂,舌红苔黄,脉滑数。肝气犯胃证见胃脘胀满,疼痛连胁,呃逆嗳气,纳少嘈杂吞酸,郁闷不畅,烦躁易怒,病情与情志相关,苔薄黄,脉弦。胃阴虚证见胃脘隐痛,饥不欲食,口燥咽干或脘痞不适,干呕呃逆,形瘦便干,舌红少津,脉细数。胃阳虚证见胃脘隐痛,吐清水,喜温喜按,得食痛减,面色㿠白,畏寒肢凉,神疲乏力,舌质淡,苔白,脉弱。食滞胃脘证见脘腹胀满或疼痛,嗳腐吞酸或吐酸腐食物,吐后痛减,厌食,矢气酸臭,大便溏泄,排泄物酸腐臭秽,苔厚腻,脉滑等。胃湿热证见脾湿热证。

二、胆肠膀胱病

胆肠膀胱四腑病,
肝心肺肾同辨证,
若有所异应诉明,
临床诊治当辨清。

胆病凡见黄疸,胁痛,往来寒热,口苦吐苦水等,即在肝病中诊治;小肠病见心胸烦热,小便短赤,灼痛或尿血,口舌糜烂,疼痛,则属心移热于小肠,同心病诊治;大肠病见腹痛下利,里急后重或便脓血,或大便秘结,数日一次,或小便短赤,苔黄腻,脉弦数,或舌红少津,苔黄燥,脉涩细,则与肺病同治。膀胱病见小便不畅,尿频、尿急、尿痛,或尿淋漓不尽,甚或尿血,苔黄腻,脉数,为湿热下注。膀胱与肾相表里,与气化相关。

第八章 预防与治疗

第一节 养生与预防

一、养生防病

中医学注重养生

谨防避虚邪贼风

勿妄劳恬淡心静

气从顺衣食乐享

 简 释

《内经》曰"夫上古圣人之教下也,皆谓之虚邪贼风,避之有时,恬淡虚无,真气从之,精神内守,病安从来。是以志闲而少欲,心安而不惧,形劳而不倦,气从以顺,各从其欲,皆得所愿。故美其食任其服,高下不相慕,其民故曰朴;是以嗜欲不能劳其目,淫邪不能惑其心,愚智贤不肖,不惧于物,故合于道,所以能年皆度百岁而动作不衰者,以其德全不危也。"上古贤达之人深懂养生之道,教导人们防避虚邪贼风各致病因素,形劳而不倦,以防体劳伤身,心劳伤神,房劳伤肾,心情要清静安闲,排除杂念妄想。心气从和平顺,不贪欲,乐得其所,衣食如意,不论地位贵贱,养成良好习俗,朴实无华,乐观生活,就能真气从之,精神内守,不会生病,而度百岁动作不衰。

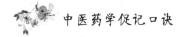

二、既病防变

> 太阳表证防里传，
> 早诊早治少麻烦，
> 已病脏腑防连环，
> 预防复发保身健。

伤寒中风太阳表证早诊断、早治疗效果好，如传入半表半里或变为里证麻烦就多了。《内经》曰："故邪风之至，疾如风雨，故善治者治皮毛，其次治肌肤，其次治筋脉，其次治六腑，其次治五脏。"一脏有病，要防传他脏，如"见肝之病，当先实脾"，以免连累其他脏器。疾病初愈要注意调理，以防复发。

第二节　治　则

一、治病求本

> 正治四则证本同，
> 反治本质异于证，
> 标本缓急当辨清，
> 扶正祛邪三因明。

正治法是指疾病的证候和其本质是一致的，亦即逆其证候的性质而治，也称逆治，即热性药治寒性病为"寒者热之"，寒性药治热性病为"热者寒之"，同样有"虚者补之""实者泻之"。反治法是证候和本质不一致，也叫从治，即"热因热用"是疾病本质属寒而表现出热证的假象；"寒因寒用"是里热盛格阳于外的假寒证；"塞因塞用"是中气不足的痞胀用补中气来治疗；"通因通用"是因积滞所致腹泻用导泻药治。"标本缓急"是急则治其标，缓则治其本和标本兼治。"扶正祛邪"是改变正邪交争的力量，扶助正气，祛除病邪。"三因"指因时、因地、因人制宜，其中因时制宜，即按不同季节气候特点来用药。因地制宜是根据不同地区地理特点来用药。因人制宜是根据患者年龄、性别、体质、生活习惯的不同而用药。

二、治疗方法

> 汗吐下和要得当，
> 温清消补需适证，
> 理气活血证候从，
> 开窍固涩亦需上。

简 释

汗、吐、下、和、温、清、消、补就是中医治疗的八法。汗法也叫解表法，即运用药物的辛开发散性能以开泄腠理，逐邪外出的方法；要分清外感寒热，选用辛温解表或辛凉解表来治疗，但要注意发汗勿过。吐法即运用药物涌吐性能，使病邪、毒物从口中吐出的方法。下法也叫泻法，即运用药物泻下性能泻逐体内积滞、实热和积水等病症；要分清病程的新久，病势的缓急而采用缓泻、峻泻、温通、逐水等方法。和法，即运用有和解疏泄性能的药物来消除病邪、调和平衡的治法。温法也叫祛寒法，即运用温性药物来祛除寒邪、补益阳气的方法。清法，即运用寒凉解毒药物来清除热毒之邪的治法。消法即用于食、痰、湿气、血等形成的积聚、癥瘕和痞块的法治。补法，即运用有补益性能的药物来调补阴阳、精、气、血、津液不足的治法。有气滞血瘀者，需用理气活血化瘀的药物，消除疼痛和痞胀；开窍法是运用辛香走窜，通窍开闭的药物治疗窍闭的方法；固涩法也叫收涩法，即运用收涩药治疗精、气、血、津液滑脱的方法。

中篇

中药与方剂

第一章 中 药

第一节 中药的性能和用法

一、四气五味

> 寒热温凉为四气，
> 辛甘酸苦咸五味，
> 升降浮沉用心记，
> 药物归经须针对。

 简 释

中药的四气也叫四性，即寒、热、温、凉。具有清热泻火、解毒镇静作用的药物多为寒性药，用于治疗发热性疾病；凉性药较缓和。具有祛寒、温里、助阳作用的药物多为热性药，用于寒证；温性药较温和。五味是指辛、甘、酸、苦、咸五种味道。辛能行，能散，可解表、理气、活血等，用于治疗外感、气滞、血瘀等；甘能补益与和缓，用于虚损，气机不和，疼痛等；酸能收涩，用于治疗多汗、滑脱、遗尿、遗精、咳喘等；苦能燥湿、泻火，用于实热、湿热等；咸能软坚、泻下，用于便秘、瘰疬、癥瘕痞块等。升降浮沉是药物的趋向性，升即提升，降即降逆，浮即升散，沉即下泄。升浮药用于发汗、催吐、升阳止泻等，沉降药用于降逆平喘、止吐、止汗等。药物归经是指某种药对某些脏腑经络疾病具有导入作用，能直接影响疗效，医者应用时须有针对性。

二、中药运用

（一）中药配伍

相须相使相畏情，
相杀相恶相反应，
配伍禁忌记心上，
更要熟记用药量。

 简 释

中药的使用除少数单用外，更多的是配伍应用，旨在提高疗效、制约毒性，通过长期临床实践将其归纳为相须、相使、相畏、相杀、相恶、相反、单行等。通俗讲，相须是合用后助长疗效；相使是一种药为主药，另一种药能辅助其提高疗效；相畏是一种药物有毒性，用另一种药物来制约其毒性；相杀是一种药能清除另一种药物的毒性，如金钱草能杀雷公藤毒；相恶是药物相互牵制，如黄芩与生姜一寒一温，相抵不良反应；相反是药物间可发生不良反应或毒性，如"十八反"。药物用量很有讲究，每个药物的用量直接影响疗效，尤其是药性峻烈和剧毒药，用量要十分谨慎，针对患者的年龄、体质、性别、经孕产和病情变化等合理应用。

（二）十八反

本草明言十八反，
半蒌贝蔹及攻乌，
藻戟遂芫俱战草，
诸参辛芍叛藜芦。

 简 释

十八反：半夏、瓜蒌、贝母、白及、白蔹与乌头相反；海藻、大戟、甘遂、芫

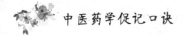

花与甘草相反;人参、沙参、丹参、玄参、苦参、细辛、芍药与藜芦相反。这些药一般不同用,但古方中也有以相反而相成同用之的记载。如《金匮要略》中"附子粳米汤"即用附子、半夏、甘草、大枣、粳米,水煎服,治疗腹中寒气。

(三)十九畏

硫黄原是火中精,朴硝一见便相争,

水银莫与砒霜见,狼毒最怕密陀僧,

巴豆性烈最为上,偏与牵牛不顺情,

丁香莫与郁金见,牙硝难合京三棱,

川乌草乌不顺犀,人参最怕五灵脂,

官桂善能调冷气,若逢石脂便相欺。

略。

第二节　常用药物

一、解表药

(一)辛温解表药

麻黄桂枝与荆防,

紫苏羌活香薷姜,

鼻塞流涕酌加葱,

风寒表证正适用。

麻黄　辛,微苦,温。入肺、膀胱经。能发汗解表,宣肺平喘,利水。用量:3~9克。

桂枝　辛、甘,温。入心、肺、膀胱经。能散寒解表、祛风湿,通心阳,温经通脉。用量:3~9克。

荆芥　辛,微温。入肝、肺经。能解表散寒,理血止血,透疹止痒。用量:6~12克。

防风　辛、甘,微温。入脾、肝、膀胱经。能祛风、解表、止痛、祛风湿。用量:6~12克。

紫苏　辛,温。入脾、肺经。能解表散寒,和胃止呕,理气安胎。用量:9~15克。

羌活　辛、苦,温。入肾、膀胱经。能解表散寒,祛风湿,止痹痛。用量:6~9克。

香薷　辛,微温。入肺、胃经。能祛暑解表,利水消肿。用量:6~9克。

生姜　辛,微温。入肺、脾、胃经。能和胃止呕,解表发汗,解半夏、南星毒。用量:3~9克。若伤风感冒、鼻塞流涕,加辛夷、白芷、炒苍耳各6克,葱白3节,生姜3片,煎服,效佳。

(二)辛凉解表药

桑叶薄荷与升麻,

柴胡浮萍加菊花,

蝉蜕牛蒡蔓荆子,

风热感冒疗效佳。

桑叶　甘、苦,寒。入肝、肺经。能疏风散热,清肝肺热。用量:9~15克。

薄荷　辛,凉。入肺、肝经。能发散风热,清肝明目,疏肝解郁。用量:

3~9克。

升麻　微甘、辛,微寒。入肺、脾、胃、大肠经。能发汗透疹,升举阳气,清热解毒。用量:3~6克。

柴胡　辛苦,微寒。入肝、胆、肺经。能清热解毒,疏肝解郁,升举阳气。用量:3~9克。

浮萍　辛,寒。入肺经。能行水消肿,去湿止痒,发汗解表。用量:6~15克。

菊花　甘、苦,微寒。入肺、肝经。能散风热,平肝明目,清热解毒。用量:9~30克。

蝉蜕　甘,寒。入肺、肝经。能散风热,解痉挛,明目退翳,透疹。用量:3~6克。

牛蒡子　辛、苦,寒。入肺、胃经。能疏散风热,利咽透疹,清热解毒。用量:6~12克。

蔓荆子　辛、苦,微寒。入肝、胃、膀胱经。能疏风散热,清利头目。用量:6~12克。

二、祛风湿药

(一)祛风止痛药

白芷苍耳白蒺藜,

僵蚕钩藤及辛夷,

藁本葛根与细辛,

能消十味止痛宜。

白芷　辛,温。入肺、胃、大肠经。能散风寒,宣通鼻窍,燥湿止带,消肿透疹。用量:3~9克。

苍耳子　辛、苦,温;有毒。入肺经。能散寒解表,通窍止痛,祛风湿。

用量:3~9克。

白蒺藜　辛、苦,温;有小毒。入肝经。能平肝解郁,祛风明目,活血止痒。用量:9~15克。

白僵蚕　咸、辛,平。入肝、肺、胃经。能祛风解痉,化痰散结,止痛镇惊。用量:3~9克。

钩藤　甘,凉。入心包、肝经。能息风定惊,清热平肝。用量:9~15克(短煎)。

辛夷　辛,温。入肺、胃经。能散寒解表,宣通鼻窍。用量:3~9克。

藁本　辛,温。入膀胱经。能发表散寒,除湿止痛。用量:6~9克。

葛根　辛、甘,凉。入脾、胃、肺经。能解肌退热,生津止渴,透疹,止泻,通经活络,解酒毒。用量:3~9克。

细辛　辛,温。入心、肺、肾经。能散寒解表,祛风止痛,通窍,温肺化痰。用量:3克。

能消　即威灵仙。辛、咸,温。入膀胱经。能祛风寒湿痹,消骨鲠,通经络。用量:9~15克。

(二)祛风湿药

独活寄生臭梧桐,
秦艽木瓜海风藤,
苓草防己徐长卿,
加皮筋草穿山龙。

 简 释

独活　辛、苦,微温。入肾、膀胱经。能祛风湿,通痹止痛。用量:6~15克。

桑寄生　甘、微苦,平。入肝、肾经。能祛风湿,补肝肾,治腰膝痛,安胎。用量:9~30克。

臭梧桐　辛、苦、甘,寒。入肝经,能祛风湿,降血压,截疟。用量:6~15克。

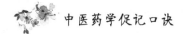

秦艽　苦、辛,平。入胃、肝、胆经。能祛风湿,退虚热,利湿退黄。用量:9～15克。

木瓜　酸,温。入肝、脾经。能舒筋活络,祛湿和胃。用量:9～15克。

海风藤　辛、苦,微温。入肝经。能祛风湿,通经络。用量:3～9克。

豨莶草　辛、苦,寒。入肝、肾经。能祛风湿,治关节痛。用量:9～15克。

防己　辛、苦,寒。入肺、膀胱经。能祛风止痛,利水消肿(汉防己消肿强,木防己止痛好)。用量:9～15克。

徐长卿　辛,温。入肝、胃经,能祛风通络,化湿,止痒,消肿止痛。用量:9～15克。

五加皮　辛、苦,温。入肝、肾经。能祛风湿,强腰脊,行水消肿。用量:9～15克。

伸筋草　辛、微苦,温。入肝,脾、肾经。能祛风通络,治痹痛麻木。用量:9～15克。

穿山龙　苦,平。入肝、肾、肺经,能祛风活血,消肿止痛。用量:9～15克。

三、祛湿药

(一)芳香化湿药

藿香佩兰与苍术,

缩砂仁,姜厚朴,

草果仁,白豆蔻,

草蔻燥湿能止呕。

藿香　辛,微温。入脾、胃经。能芳香化湿,解暑和中。用量:9～15克。

佩兰　辛,平,气香。入脾经。能清暑开胃,化湿和中。用量:9~15克。

苍术　辛、苦,温。入脾、胃、肝经。能燥湿健脾,祛风湿解表寒。用量:9~15克。

砂仁　辛,温。入脾、胃、肾经。能化湿开胃,温脾止泻,理气安胎。用量:3~9克。

厚朴　辛、苦,温。入脾、胃、肺、大肠经。能燥湿消积,行气除满,温中消痰。用量:3~12克。

草果　辛,温。入脾、胃经。能燥湿温中,除痰截疟。用量:3~6克。

白豆蔻　辛,温。入肺、脾、胃经。能下气止呕、温中化湿。用量:3~6克。

草豆蔻　辛,温。入脾、胃经。能燥湿健脾,温胃止呕。用量:3~6克。

(二)利水渗湿药

> 茯苓猪苓赤小豆,
> 泽泻薏米黑椒目,
> 草薢蝼蛄瓢葫芦,
> 金钱萹蓄通脱木。

简 释

茯苓　甘、淡,平。入心、脾、肺、肾、胃经。能渗湿利水,健脾、和中、安神。用量:9~15克。

猪苓　甘、淡,平。入肾、膀胱经。能利水渗湿,用于尿少、水肿。用量:9~15克。

赤小豆　甘、酸,平。入心、小肠经。能利水渗湿,解毒排脓。用量:9~30克。

泽泻　甘,寒。入肾、膀胱经。能利水渗湿,用于水肿、小便不利。用量:9~15克。

薏苡仁　甘、淡,微寒。入胃、肺经。能健脾利湿,清热排脓,除湿。用量:9~30克。

椒目　苦,平。入肺脾、膀胱经。能行水气、平喘满。用:量3~9克。

萆薢　苦,平。入肾胃经。能利湿化浊,祛风祛湿。用量:6~15克。

蝼蛄　咸,寒。入膀胱、大小肠经。能利水渗湿,清淋解毒。用量:3~6克。

葫芦　甘、淡,平。入肺、胃、肾经。能利尿、通淋、消肿。用量:1~30克。

金钱草　甘、苦,酸。入肝、胆、肾、膀胱经。能利尿排石,通淋利胆,清热解毒,镇咳。用量:30~60克。

萹蓄　苦,微寒。入膀胱经。能清热利水,通淋,杀虫止痒。用量:9~30克。

通脱木　即通草。甘、淡,微寒。入肺、胃经。能消热利水,通气下乳。用量:3~6克。

(三)清热利湿

> 茵陈木通冬瓜皮,
> 车前滑石玉米须,
> 海金沙虎杖石苇,
> 鸭跖草蟋蟀蛐蛐。

茵陈　苦、辛,微寒。入脾、胃、肝、胆经。能祛湿退黄。用量:15~30克。

木通　苦,寒。入心、小肠、膀胱经。能利水通淋,通经下乳。用量:6~9克。

冬瓜皮　甘,寒。入脾、胃、大小肠经。能清热利水,祛痰排脓。用量:15~60克。

车前子　甘,寒。入肝、肾、肺、小肠经。能利水道,通淋止泻,清肝明目。用量:9~15克(车前草能消炎止咳)。

滑石　甘、淡,寒。入胃、膀胱经。能利水通淋,清热解毒(外用收敛祛湿)。用量:9～15克。

玉米须 甘,平。入肝、胆、膀胱经。能利水、渗湿、利胆。用量:30～60克。

海金沙 甘,寒。入膀胱经。能利水通淋。用量:9～15克。

虎杖 苦、辛,微寒。入肝、胆、肺经。能清热解毒,利湿活血,收敛止血。用量:9～30克。

石苇 甘、苦,微寒。入肺、膀胱经。能清肺平喘,利水通淋,凉血。用量:9～15克。

鸭跖草 甘、淡,微寒。入心、肾经。能利水消肿,清热解毒。用量:30～60克。

蟋蟀 即蛐蛐。辛、咸。入脾、肾经。能利水消肿,用于臌症。用量:2～3个。

四、清热药

(一)清热泻火药

> 石膏知母芦苇根,
> 竹叶龙胆天花粉,
> 寒水枯草莲子心,
> 决明熊胆栀子仁。

简 释

石膏 辛、甘,大寒。入胃、肺经。能清热、除烦、止渴,清肺胃热。用量:6～60克。

知母 苦,寒。入肺、胃、肾经。能清热降火,滋阴生津,清虚热。用量:6～12克。

芦根 甘,寒。入肺、胃经。能清热生津,除烦止呕,清肺热。用量:15～30克。

竹叶　辛、淡,寒。入心、胃、小肠经。能清热利尿,除烦生津。用量:6～15克。

龙胆草　苦,寒。入肝、胆经。能泻肝火,清下焦湿热。用量:3～9克。

天花粉　甘、微苦,微寒,入肺、胃经。能清热生津,解毒、排脓、润肺。用量:9～15克。

寒水石　辛、咸,大寒。入胃、肾经。能清热泻火,除烦止咳。用量:9～30克。

夏枯草　辛、苦,寒。入肝、胆经。能清肝明目,清热散结。用量:9～15克。

莲子心　苦,寒。入心经。能清心热。用量:1.5～6克。

决明子　甘、苦、咸,微寒。入肝、胆经。能清肝明目。用量:6～15克。

熊胆　苦,寒。入肝、胆、心经。能清热解毒,明目止痉。用量:0.5～2克(勿煎服)。

栀子　苦,寒。入肺、肝、胃三焦经。能泻火除烦,清热利湿,凉血解毒。用量:6～15克。

(二)清热解毒药

黄芩黄连蒲公英,

黄柏苦参白头翁,

秦皮银花紫地丁,

连翘青黛土茯苓,

马勃白蔹板大青,

射干橄榄拉拉秧,

荠菜龙葵及败酱,

白花蛇舌草红藤,

马齿苋重楼贯众,

穿心莲紫草鱼腥。

简释

黄芩　苦,寒。入心、肺、胆、大肠、小肠经。能清热解毒,燥湿安胎。用量:3～9克。

黄连　苦,寒。入心、肝、胆、胃、大肠经。能清热、燥湿、解毒,清心火。用量:3～9克。

蒲公英　苦、甘,寒。入肝、胃经。能清热、解毒、消痈。用量:15～30克。

黄柏　苦,寒。入胃、膀胱、大肠经。能清热燥湿,解毒,清虚火。用量:9～15克。

苦参　苦,寒。入心、肝、胃、大肠、膀胱经。能清热燥湿,解毒杀虫。用量:6～12克。

白头翁　苦,寒。入胃、大肠经。能清热止痢,破结、消瘰、燥湿。用量:9～15克。

秦皮　苦、涩,寒。入肝、胆、大肠经。能清热燥湿,清肝明目。用量:6～12克。

金银花　甘,寒。入肺、胃、心经。能清热解毒。用量:15～30克。

紫花地丁　苦、辛,寒。入心、肝经。能清热解毒,用于疔毒痈肿。用量:10～60克。

连翘　苦,微寒。入心、胆经。能清热解毒,泻心火,散结。用量:9～30克。

青黛　咸、苦,寒。入肝、肺、胃经。能清热解毒,凉血、止血、消斑。用量:4～9克冲服。

土茯苓　甘、淡,平。入肝、胃经。能利湿祛风,解汞毒,消火毒、痈肿。用量:15～50克。

马勃　辛,寒。入肺经。能清肺利咽,止血消肿。用量:3～6克。

白蔹　苦,微寒。入心、肝、脾经。能清热解毒,生肌止痛,泻火散结,疗面疮。用量:3～20克。

板大青　即大青叶和板蓝根。

大青叶　苦,寒。入心、肾经。能清热解毒,凉血消斑。用量:9～

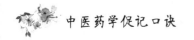

15克。

板蓝根　苦,寒。入肺、胃经。能清热凉血,解毒利咽。用量:6~15克。

射干　苦,寒。入肺经。能清热解毒,利咽消痰。用量:3~12克。

橄榄　甘、酸,平。入肺、胃经。能清热解毒,利咽。用量:6~12克。

拉拉秧　即葎草。苦,寒。入肾、膀胱经。能清热解毒,利尿,镇静安眠。用量:18~30克。

荠菜　甘,凉。入肝胃经。能清热利水,凉血止血。用量:9~30克。

龙葵　苦、微甘,寒。能清热解毒,利水消肿,散结抗癌。用量:9~30克。

败酱草　辛、苦,微寒。入胃、肝、大肠经。能清热解毒,消痈排脓。用量:6~15克。

白花蛇舌草　甘、微苦,寒。入胃、大小肠经。能清热解毒,利湿通淋。用量:15~30克。

红藤　即大血藤。苦,平。入胃、大肠经。能清热解毒,治肠痈、乳痈、疮毒。用量:15~30克。

马齿苋　酸,寒。入心、大肠经。能清热止痢。用量:9~15克。

重楼　即蚤休。苦,微寒;有小毒。入肝经。能清热解毒,消肿止痛,息风定惊。用量:3~9克。

贯众　苦,微寒。入肝、胃经。能清热解毒,杀虫止血。用量:3~9克。

穿心莲　苦,寒。入心、大肠、肺、膀胱经。能清热解毒,燥湿止痢,消肿。用量:6~12克。

紫草　甘、苦,寒。入心、肝经。能凉血活血,滑肠通便,清热解毒,透疹。用量:10~30克。

鱼腥草　辛,微寒。入肺经。能清热解毒,消痈排脓,利水通淋。用量:15~30克。

(三)清热燥湿药

黄芩、黄连、黄柏、秦皮、苦参等已在清热解毒药中讲述。

（四）清热凉血、清虚热药

玄参丹皮生地黄，

清热凉血显神灵，

蒙花青葙谷精草，

清肝明目宜应用，

银胡胡连白薇行，

青蒿地骨虚热清。

简 释

玄参　甘、苦、咸,微寒。入肺、胃、肾经。能清热凉血,解毒润燥。用量:9～15克。

牡丹皮　辛、苦,微寒。入心、肝、肾经。能清热凉血,活血化瘀。用量:6～9克。

生地黄　甘、苦,寒。入心、肝、肾经。能清热凉血,滋阴补肾。用量:9～15克。

密蒙花　甘,微寒。入肝、胆经。能清肝泻火,明目退翳。用量:9～15克。

青葙子　苦,微寒。入肝经。能清肝泻火,明目退翳。用量:6～12克。

谷精草　辛、甘,平。入肺、肝经。能疏风散热,明目退翳。用量:6～12克。

银柴胡　甘,微寒。入肝、肾经。能清虚热、除疳热。用量:3～9克。

胡黄连　苦,寒。入肝、胃、大肠经。能退虚热、清湿热、除疳热。用量:3～9克。

白薇　苦、咸,寒。入肝、胃、肾经。能清热凉血,利尿通淋,解毒疗疮。用量:9～15克。

青蒿　苦、辛,寒。入肝、胆经。能清虚热、除暑热。用量:9～15克。

地骨皮　甘,寒。入肺、肝、肾经。能清肺热、退虚热。用量:9～15克。

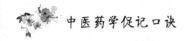

五、消导药与催吐药

> 山楂神曲麦谷芽，
>
> 内金莱菔消导夸，
>
> 藜芦常山甜瓜把，
>
> 需要催吐就用它。

山楂 酸、甘，微温。入脾、胃、肝经。能消食积，散瘀滞。用量:9～15 克。

神曲 甘、辛，温。入脾、胃经。能消食和胃。用量:9～15 克。

麦芽 甘，平。入脾、胃、肝经。能行气消食，健脾开胃，疏肝退乳。用量:9～15 克(退乳需炒用 60 克)。

谷芽 甘，平。入脾、胃经。能消食和胃。用量:9～15 克。

鸡内金 甘，平。入脾、胃小肠经。能消食开胃，化食通淋，固经止遗。用量:6～9 克。

莱菔子 辛、甘，平。入脾、胃、肺经。能理气消食，降气化痰。用量:9～15 克。

藜芦 辛、苦，寒;有大毒。入肺、胃、肝经。能吐风疾、杀虫毒。用量:0.3～0.9 克为散剂。

常山 苦、辛，寒;有小毒。入心、肝、肺经。能截疟、吐痰涎。用量:3～6 克。

甜瓜蒂 苦，寒;有毒。入脾、胃经。能吐风痰宿食，利湿退黄。用量:2～5 克。

六、泻下药

> 大黄芒硝番泻叶，
>
> 服药攻下排便快，

李仁麻仁润下乖，

逐水商遂芫戟来。

大黄　苦,寒。入脾、胃、大肠、肝、心包经。能下泻火,清热燥湿,逐瘀活血。用量:3～15克。

芒硝　咸、苦,寒。入胃、大肠经。能软坚通便。用量:6～12克。

番泻叶　甘、苦,寒。入大肠经。能泻下通便。用量:3～9克。

郁李仁　辛、苦、甘,平。入大小肠、脾经。能通便、利水、消肿。用量:9～15克。

火麻仁　甘,平。入脾、胃、大肠经。能润肠通便。用量:15克。

商陆　苦,寒;有毒。入肺、胃、肾、大肠经。能泻火消肿。用量:6～15克。

甘遂　苦,寒;有毒。入脾、肾、肺经。能泻火消肿。用量:生用0.5～1.5克,煨用3～9克。

芫花　辛、苦,温;大毒。入肺、肾、脾经。能泻下逐水,杀虫疗癣。用量:1.5～3克,入丸剂。

大戟　苦,寒;有毒。入脾、肺、肾经。能泻利、消肿、散结。用量:1～3克,散剂吞服1克。

七、祛痰止咳平喘药

(一)温化寒痰药

半夏炮制姜法清,

旋覆花与天南星,

白芥子皂荚桔梗,

白附子白前橘饼。

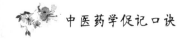

半夏　辛,温;有毒。入脾、胃经。一般泡制成姜半夏、法半夏和清半夏。能燥湿化痰,降逆止呕(姜半夏偏降逆,法半夏偏化痰,清半夏偏燥湿)。用量:6~9克。

旋覆花　咸,温,入肺、脾、胃、大肠经。能化痰止咳,降气止呕。用量:9~15克需包煎。

天南星　苦,温,入肺、肝、脾经。能祛风痰(胆南星寒凉用于中风小儿惊痫)。用量:6~9克。

白芥子　辛,平。入肺经。能祛痰、化饮、散结。用量:6~9克。

皂荚　辛,温;有小毒。入肺、大肠经。能祛痰开窍。用量:1.5~6克。

桔梗　苦、辛,平。入肺经。能宣肺祛痰,利咽排脓。用量:9~15克。

白附子　辛,温;有毒。入胃、肝经。能祛风痰逐寒湿,镇痉止痛。用量:3~6克。

白前　辛、甘,微温。入脾、肺、心经。能降气化痰。用量:9克。

橘饼　苦、辛,温。入肺、脾经。能燥湿化痰,下气健胃。用量:3~6克。

(二)清热化痰药

贝母葶苈子前胡,
竹沥天竺黄瓜蒌,
礞石胖大海竹茹,
海藻海浮石昆布。

浙贝母　苦,寒。能清肺化痰,止咳散结。用量:6~9克。

川贝母　苦、甘,微寒。入心、肺经。能润肺止咳化痰。用量:6~9克。

葶苈子　辛、苦,大寒。入肺、膀胱经。能泻肺涤痰,利水消肿。用量:

9 ~ 15 克。

前胡　苦、辛,微寒。入肺经。能降气化痰,宣散风热。用量:6 ~ 9 克。

竹沥　苦,大寒。入心、胃经。清热化痰,治癫狂。用量:30 ~ 60 毫升。

天竺黄　甘,寒。入心、肝经。能祛痰定惊,清热化痰。用量:9 ~ 15 克。

瓜蒌　甘、微苦,寒。入肺、胃、大肠经。能宽胸开结,清热化痰。用量:9 ~ 15 克。

礞石　甘、咸,平。入肺、肝经。能下气坠痰,镇肝止痉。用量:6 ~ 9 克。

胖大海　甘,寒。入肺、大肠经。能清肺利咽,润肠通便。用量:2 ~ 4 枚。

竹茹　甘,微寒。入胃经。能祛痰止呕。用量:6 ~ 9 克。

海藻　苦、咸,寒。入肝、胃、肾经。能消痰结、散瘿瘤。用量:9 ~ 15 克。

海浮石　咸,寒。入肺经。能清肺化痰,软坚散结。用量:9 ~ 15 克。

昆布　咸,寒。入肝、胃、肾经。能化痰软坚。用量:9 ~ 15 克。

八、温里药

附子肉桂与干姜,

吴萸蜀椒公丁香,

荜茇胡椒高良姜,

白蔻澄茄小茴香。

附子　辛、甘,大热;有毒。入心、脾、肾经。能回阳救逆,温脾肾,祛寒止痛。(附子为乌头的侧根,乌头临床分川乌和制草乌,长于祛风寒湿痛。)生用量:0.5 ~ 1 克,制用量:6 ~ 9 克。

肉桂　辛、甘,大热。入肝、肾、脾经。能祛寒止痛,温补肾阳,温经活血。用量:3~6克。

干姜　辛,大热。入心、脾、胃、肺、肾经。能温中散寒,温肺化痰,温经止痛。用量:1.5~6克。

吴茱萸　辛、苦,大热;有小毒。入肝、脾、胃经。能祛寒止痛,降逆止呕。用量:3~9克。

蜀椒　辛,大热;有毒。入胃、肺、肾经。能温中止痛杀虫。用量:1.5~6克。

丁香　辛,温。入脾、胃、肾经。能温中止呕,降逆杀虫。用量:1~3克。

荜茇　辛,热。入胃、大肠经。能散寒,温中止痛。用量:3~6克。

胡椒　辛,热。入胃、大肠经。能温中散寒,下气消痰。用量:2~4克。

高良姜　辛,热。入肺、胃经。能散寒止痛。用量:3~9克。

白豆蔻　辛,温。入肺、脾、胃经。能化湿行气,暖胃消滞。用量:1.5~6克。

荜澄茄　辛,温。入脾、胃、肾、膀胱经。能温中下气,散寒止痛。用量:2~4克,粉剂0.5~1克。

小茴香　辛,温。入肝、脾、肾、胃经。能祛寒止痛,治小肠疝气。用量:3~9克。

九、理气药

枳实香附青陈皮,
木香乌药大腹皮,
甘松荔核香橼皮,
薤白楝实与柿蒂。

枳实　苦、辛、酸,微寒。入肺、胃经。能破气消滞,化痰,下气通便。

用量:6~9克(枳壳力缓,偏理气,消上腹胀)。

　　香附　辛、微苦,平。入肝、脾、三焦经。能疏肝理气,调经止痛。用量:6~15克。

　　青皮　苦、辛,温。入肝、胆、胃经。能疏肝解郁,破气散结。用量:6~9克。

　　陈皮　即橘皮。苦、辛,温。入脾、肺经。能理气、开胃、化痰。用量:6~9克。

　　木香　辛、苦,温。入肝、肺、胃、大肠经。能理气开胃,行气止泻。用量:6~9克。

　　乌药　辛,温。入肝、脾、肺、膀胱经。能理气散寒,温肾缩尿。用量:9~15克。

　　大腹皮　辛,微温。入脾、胃、大肠、小肠经。能理气行水。用量:9~15克。

　　甘松　辛、甘,温。入脾、胃经。能理气止痛,开郁醒脾。用量:3~6克。

　　荔枝核　辛,温。入肺经,能行气散寒。用量:3~6克。

　　香橼　辛、苦,温。入肝、脾、肺经。能理气止痛,健脾消痰。用量:6~9克。

　　薤白　辛、苦,温。入心、肺、胃、大肠经。能温中通阳,下气止利。用量:9~15克。

　　楝实　即金铃子、川楝子。苦,寒;有小毒。入心、肝、大肠经,能疏肝止痛,杀虫治癣。用量:9~15克。

　　柿蒂　苦、涩,平。入胃经。能降气止呕。用量:6~12克。

十、理血药

(一)止血药

蒲黄三七大小蓟,

艾叶藕节槐花米，

白茅根茜草白及，

仙鹤草侧柏地榆，

百草霜降香血余，

伏龙肝瓦松棕榈。

简释

蒲黄　甘，平。入肝、脾经。能化瘀止血，利尿通淋。用量:6~12克（生用活血，炭用止血）。

三七　甘、微苦，温。入肝、胃经。能去瘀止血，消肿止痛。用量:3~9克。

大蓟　苦、甘，凉。入心、肝经。能凉血止血，破血消肿。用量:9~15克（小蓟力弱能利胆）。

艾叶　辛、苦，温;有小毒。入肝、脾、肾经。能温经止血，调经安胎。用量:3~9克。

藕节　甘、涩，平。入肝、肺、胃经。能收敛止血。用量:6~15克。

槐花　苦，微寒。入肝、大肠经。能凉血止血，清肝明目。用量:9~15克。

白茅根　甘，寒。入肺、胃、膀胱经。能凉血止血，清热利尿。用量:15~30克。

茜草　苦，寒。入肝经。能凉血止血，化瘀通经。用量:6~9克。

白及　苦、甘、涩，微寒。入肺、肝、胃经。能收敛止血，消肿生肌。用量:3~9克。

仙鹤草　苦、涩，平。入心、肝经。能收敛止血，祛湿止痢，解毒杀虫。用量:9~15克。

侧柏（炭）　苦、涩，微寒。入肺、肝、脾经。能凉血止血，祛痰止咳。用量:6~12克。

地榆　苦、酸、涩，微寒。入肝、大肠经。能凉血止血，解毒敛疮。用量:9~15克。

百草霜　辛,温。入肺、胃、大肠经。能止血止泻。用量:3~9克。

降真香　辛,温。入肝经,能行瘀、止血、定痛。用量:3~6克。

血余炭　苦,平。入肝、胃经。能止血散瘀,补阴利尿。用量:1.5~6克。

伏龙肝　即灶心土。辛,微温。入脾、胃经。能温中和胃,止血止吐。用量:15~30克。

瓦松　酸,平。入肝、胃经。能止血敛疮。用量:3~6克。

棕榈(棕榈炭)　苦、涩,平。入肺、肝、大肠经。能收敛止血。用量:3~9克。

(二)活血药

益母草泽兰川芎,

五灵脂莪术三棱,

凌霄花丹参姜黄,

刘寄奴没药乳香,

穿山甲水蛭虻虫,

延胡索牛膝然铜,

苏方木红花桃仁,

土鳖虫郁金血藤,

皂角刺王不留行,

活血药二十六种。

 简 释

益母草　辛、苦,微寒。入心包、肝、膀胱经。能活血调经,利水消肿。用量:9~30克(其子即茺蔚子,能清肝明目)。

泽兰　苦、辛,微温。入肝、脾经。能活血调经,利水消肿。用量:9~15克。

川芎　辛,温。入肝、胆、心包经。能活血行气,祛风止痛。用量:3~

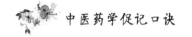

10克。

五灵脂　苦、咸、甘,温。入肝经。能活血止痛,化瘀止血。用量:3~10克。

莪术　辛、苦,温。入肝、脾经。能破血行气,消积止痛。用量:3~15克。

三棱　苦、辛,平。入肝、脾经。能破血行气,消积止痛。用量:3~10克。

凌霄花　辛,微寒。入心包、肝经。能破瘀血、泻血热。用量:3~10克。

丹参　苦,微寒。入心、肝经。能活血逐瘀,养血安神。用量:6~15克。

姜黄　辛、苦,温。入肝、脾经。能破血行气,通经止痛。用量:3~10克。

刘寄奴　苦,温。入心、脾经。能破血通经,消胀止痛。用量:3~9克。

没药　苦,平。入心、肝、脾经。能活血止痛,消肿生肌。用量:3~10克。

乳香　辛、苦,温。入心、肝、脾经。能活血止痛,消肿生肌。用量:3~10克。

穿山甲(现已不用)　咸,微寒。入肝、胃经。能活血止痛,消癥通经下乳。用量:3~4克。

水蛭　咸、苦,平;有小毒。入肝经。能破血逐瘀,散结消癥。用量:1.5~3克。

虻虫　苦,微寒。入肝经。能破血祛瘀,散结消癥。用量:1.5~3克(有毒)。

延胡索　辛、苦,温。入肝、脾、心经。能活血通络,行气止痛。用量:3~10克。

牛膝　甘、苦、酸,平。入肝、肾经。能活血通络,强筋健骨,利水通淋,引血下行。用量:6~10克。

自然铜 辛,平。入肝经。能续筋接骨,散瘀止痛。用量:3～9克。

苏木 苦,温。入心、肝、脾经,能破血通经,消胀止痛。用量:3～9克。

红花 辛,温。入心、肝经。能活血化瘀,通经止痛。用量:3～9克。

桃仁 苦、甘,平。入心、肝、大肠经。能活血祛瘀,调经通便。用量:6～9克。

土鳖虫 咸,寒;有毒。入肝经。能破血消癥。用量:3～9克。

郁金 辛、苦,寒。入肝、胆、心、肺经。能活血行气,清肝解郁,利胆退黄。用量:6～12克。

鸡血藤 苦、微甘,温。入肝、肾经。能活血调经,疏经通络,养血补血。用量:9～15克。

皂角刺 辛,温。入肝、胃经。能消肿排脓,杀虫。用量:3～9克。

王不留行 苦,平。入肝、胃经。能温经下乳,消肿止痛。用量:9～15克。

十一、补益药

(一)补气药

白术甘草老山参,
山药黄芪潞党参,
黄精饴糖太子参,
大枣股蓝棉花根。

白术 甘、苦,温。入脾、胃经。能健脾益气,燥湿利水,止汗,安胎。用量:6～12克。

甘草 甘,平。入心、肺、脾、胃经。能补脾益气,解毒通淋,配芍药止痛。用量:3～9克。

老山参　即人参。甘、微苦,温。入肺、脾、心、肾经。能大补元气,健脾,生津止渴。用量:3~10克。

山药　甘,平。入肺、脾、胃、肾经。能补脾养胃,益气生精涩精。用量:15~30克。

黄芪　甘,微温。入肺、脾经。能补气升阳,益气固表,利水排脓。用量:9~30克。

党参　甘,平。入脾、肺经。能健脾益气,养血生津。用量:9~30克。

饴糖　甘,微温。入肺、脾、胃经。能补虚建中,缓急止痛,润肺止咳。用量:30~60克。

太子参　甘,微苦。入脾、肺经。能益气健脾,生津润肺。用量:12~30克。

黄精　又叫鸡头参。甘,平。入脾、肺、胃经。能补脾润肺。用量:9~18克。

大枣　甘,温。入脾、胃、心经。能补中益气,治脏躁、失眠。用量:3~6个。

绞股蓝　甘,苦,寒。入肺、脾经。能益气健脾,止咳化痰。用量:12~21克。

棉花根　甘,温。入脾肺经。能补虚,止咳平喘。用于乳糜尿、胃下垂。用量:30~60克。

(二)补血药

当归白芍熟地,
首乌阿胶蜜脾,
桑椹胎盘枸杞,
列入补血九味。

当归　甘、辛,温。入心、肝、脾经。能补血调经,活血止痛,润肠通便。用量:9~15克。

白芍 苦、酸,微寒。入肝、脾经。能养血调经,柔肝止痛。用量:9～15克。

熟地黄 甘,微温。入肝、肾经。能补血调经,滋阴填髓。用量:9～30克。

首乌 甘、苦涩,微温。入肝、肾经。能补肝肾,生用能通便。用量:6～15克。

阿胶 甘,平。入肺、肝、肾经。能补血止血,润肺安胎。用量:6～15克。

蜜脾 即龙眼肉。甘,温。入心、脾经。能补血安神。用量:9～15克。

桑椹 甘,寒。入心、肝、肾经。能滋阴补血。用量:6～9克。

胎盘 即紫河车。甘、咸,温。入肝、肺、肾经。能益气补肾,补血益精。用量:9～15克。

枸杞子 甘,平。入肝、肾经。能滋补肝肾,益气明目。用量:9～15克。

(三)补阴药

沙参洋参麦冬,

石斛百合天冬,

玉竹鳖甲女贞,

龟板旱莲巨胜。

沙参 甘,微寒。入肺、肾经。能益气生津,润肺止咳。用量:9～15克。

西洋参 微苦、甘,凉。入肺、胃经。能润肺降火,养胃生津。用量:3～9克。

麦冬 甘、微苦,微寒。入心、肺经。能养阴润肺,生津清心。用量:6～12克。

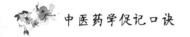

石斛　甘,微寒。入肺、胃、肾经。能益胃生津,滋阴清热。用量:6～12克。

百合　甘、淡,微寒。入心、肺经。能润肺止咳,清心安神。用量:9～15克。

天冬　甘、苦,寒。入肺、肾经。能清肺生津。用量:6～12克。

玉竹　甘,微寒。入肺、胃经。能养阴润燥,生津止咳。用量:6～12克。

鳖甲　咸,寒。入脾、肝、心经。能滋阴潜阳,软坚散结。用量:9～30克。

女贞子　甘、苦,凉。入肝、肾经。能滋补肝肾,乌须明目。用量:6～12克。

龟板　甘、咸,寒。入心、肝、肾经。能益肾阴,滋阴潜阳,养肾强骨,养血补心。用量:9～30克。

旱莲草　甘、酸,寒。入肝、肾经。能益肾阴,凉血止血。用量:6～9克。

巨胜　即黑胡麻。甘,平。入肺、脾、肝、肾、大肠经。能滋养肝肾,润燥滑肠。用量:9～30克。

(四)补阳药

海狗肾海马鹿茸,

巴戟天蛤蚧苁蓉,

补骨脂仙茅锁阳,

益智仁韭子杜仲,

淫羊藿续断猴姜,

菟丝子狗脊蛇床,

阳起石沙苑列当,

补阳药二十一种。

海狗肾　咸,热。入肾经,能温肾壮阳,益精补髓。用量:6~12克。

海马　甘、咸,温。入肾、肝经。能补肾壮阳,散结消肿。用量:3~6克。

鹿茸　甘、咸,温。入肝、肾经。能补肾壮阳,强筋健骨,固冲止带。用量:1~2克(研末冲服)。鹿角、鹿角胶、鹿角霜也可补肾阳,力弱。

巴戟天　辛、甘,微温。入肾经。能补肾壮阳。用量:9~15克。

蛤蚧　咸,平;有小毒。入肺、肾经。能助阳益精。用量:5~10克。

肉苁蓉　甘、咸,温。入肾、大肠经。能补肾阳,润肠通便。用量:6~9克。

补骨脂　辛、苦,温。入肾、脾经。能补肾壮阳,固精缩尿,温脾止泻。用量:6~15克。

仙茅　辛,热;有毒。入肾、肝、脾经。能温肾壮阳,强筋健骨,祛风除湿。用量:6~15克。

锁阳　甘,温。入肝、肾、大肠经。能补肾助阳,润肠通便。用量:9~15克。

益智仁　辛,温。入肾、脾经。能温肾壮阳,固精缩尿,温脾止泻,开胃摄唾。用量:3~9克。

韭子　辛、甘,温。入肝、肾经。能壮阳固精,温补肝肾。用量:3~9克。

杜仲　甘,温。入肝、肾经。能补肝肾,强筋骨,安胎。用量:9~15克。

淫羊藿　辛、甘,温。入肝、肾经。能补肾壮阳,祛风除湿。用量:3~15克。

续断　苦、辛,微温。入肝、肾经。能补肝肾,续筋骨,安胎。用量:9~15克。

骨碎补　即猴姜。苦,温。入肾、心经。能补肾,续绝伤。用量:3~12克。

菟丝子　辛、甘,平。入肝、肾经。能补肝肾,固精,安胎。用量:6~15克。

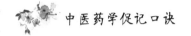

狗脊　苦、甘,温;有小毒。入肝、肾经。能强筋健骨,祛风除湿。用量:6~15克。

蛇床子　辛、苦,温;有小毒。入肾经。能补肾阳,外用燥湿杀虫。用量:3~18克。

阳起石　咸,微温。入肾经。能温肾壮阳。用量:3~6克。

沙苑子　甘,温。入肝、肾经。能补肾固精,养肝明目。用量:9~15克。

列当　即木通。甘,温。入肝、肾经。能强筋骨,润肠。用量:6~9克。

十二、固涩药

山萸乌梅随风子,

肉蔻红土五味子,

海蛸芡实覆盆子,

银杏桑蛸金樱子,

浮麦椿皮五倍子,

麻黄根明矾莲子。

简释

山萸肉　酸、涩,微温。入肝、肾经。能收敛固涩,补益肝肾。用量:6~12克。

乌梅　酸、涩,平。入肝、脾、肺、大肠经。能涩肠止泻,敛肺止咳,生津止渴,安蛔止痛。用量:6~15克。

随风子　即诃子。苦、酸、涩,平。入肺、大肠经。能涩肠止泻,敛肺利咽。用量:3~6克。

肉豆蔻　辛,温。入脾、胃、大肠经。能涩肠止泻,温中行气。用量:3~10克。

红土　即赤石脂。甘、涩,温。入胃、大肠经。能涩肠止泻,收敛止血,敛疮生肌。用量:9~20克。

五味子　酸、甘,温。入肺、心、肾经。能收敛固涩,益气生津,宁心安神。用量:3～6克。

海螵蛸　咸、涩,微温。入肝、肾经。能止带固精,制酸止血。用量:9～15克。

芡实　甘、涩,平。入脾、肾经。能固精缩尿,健脾止泻,除湿止带。用量:15～30克。

覆盆子　甘、酸,温。入肾、肝、膀胱经。能固精缩尿,益肾填精,养肝明目。用量:6～12克。

银杏　即白果。甘、苦、涩,平;有小毒。入肺经。能敛肺定喘止带。用量:9～15克。

桑螵蛸　甘、咸,平。入肝、肾经。能固肾缩尿,补肾助阳。用量:6～12克。

金樱子　酸、涩,平。入肾、膀胱、大肠经。能固肾缩尿,涩肠止泻。用量:6～15克。

浮小麦　甘,凉。入心经。能止汗除烦。用量:15～60克。

椿皮　苦、涩,寒。入胃、大肠、肝经。能清热燥湿,涩肠,止血,杀虫。用量:6～10克。

五倍子　酸、涩,寒。入肺、肾、大肠经。能敛肺降火,涩肠止泻,敛汗止血。用量:1.5～6克。

麻黄根　甘、涩,平。入心、肺经。能止汗。用量:9～15克。

明矾　酸,寒。入脾经。能收敛燥湿,止血止泻,祛痰解毒。用量:1～3克。

莲子　甘、涩,平。入脾、胃、肾、心经。能养心益肾,补脾固肠。用量:6～12克。

十三、平肝息风药

代赭石天麻地龙,

罗布麻蜈蚣全虫,

石决明玳瑁蜣螂,

列九味平肝息风。

代赭石　苦,寒。入心包、肝经。能平肝降逆,凉血止血。用量:9 ~ 30克。

天麻　辛,平。入肝经。能镇痉息风通络。用量:6 ~ 9克。

地龙　即蚯蚓。咸,寒。入肝、脾、膀胱经。能息风通络,利尿平喘。用量:6 ~ 10克。

罗布麻　甘、苦,凉。入肝经。能平肝潜阳,清热利尿。用量:6 ~ 12克。

蜈蚣　辛,温;有毒。入肝经。能镇痉息风,通络止痛,攻毒散结。用量:3 ~ 5克(冲服0.5 ~ 1克)。

全虫　即全蝎。辛,平;有毒。入肝经。能息风镇痉,通络止痛,攻毒散结。用量:3 ~ 6克(冲服0.6 ~ 1克)。

石决明　咸,微寒。入肝经。能平肝潜阳,明目。用量:9 ~ 30 克。

玳瑁　甘、咸,寒。入心、肝经。能平肝镇惊,清热解毒。用量:3 ~ 10克。

蜣螂　咸,寒;有毒。入肝、胃、大肠经。能定惊解毒,通便消肿。用量:1.5 ~ 3克。

十四、安神药

灵磁石朱砂龙齿,

酸枣仁琥珀灵芝,

合欢皮珍珠远志,

夜交藤牡蛎柏子。

磁石　咸,寒。入心、肝、肾经。能镇静安神,平肝潜阳,泻火平喘。用量:15 ~ 30 克。

朱砂　甘,微寒;有毒。入心经。能镇心,安神,解毒。用量:0.5 ~ 1

克(冲服)。

　　龙齿　即龙骨。甘、涩,平。入心、肝、肾经。能镇心安神,平肝潜阳,收敛固涩。用量:15～30克(龙齿偏安神)。

　　酸枣仁　甘、酸,平。入肝、胆、心经。能养心补肝,敛汗生津。用量:9～15克。

　　琥珀　甘,平。入心、肝经。能镇静安神,利尿通淋。用量:0.5～3克(冲服)。

　　灵芝　甘,平。入心、肝、肺、肾经。能益气安神,止咳平喘。用量:6～12克。

　　合欢皮　甘,平。入心、肝经。能解郁安神,活血消肿。用量:6～15克。

　　珍珠　甘、咸,寒。入心、肝经。能镇静清肝,除翳生肌。用量:0.3～1.5克(冲服)。珍珠母功同珍珠,力弱。用量:30克。

　　远志　辛、苦,温。入心、肾、肺经。能安神益智,交通心肾,祛痰开窍。用量:3～9克。

　　夜交藤　甘,平。入心、肝经。能养心安神,祛风通络。用量:15～18克。

　　牡蛎　咸、涩,寒。入肝、胆、肾经。能平肝潜阳,收敛固涩,软坚散结。用量:15～30克。

　　柏子仁　甘,平。入心、肝、肾经。能养血安神,润肠通便。用量:9～15克。

十五、开窍药

麝香冰片苏合香,

菖蒲牛黄安息香。

 简 释

　　麝香　辛,温。入心、脾经。能开窍醒神,活血散结,消肿止痛,催产打胎,辟秽。用量:0.03～0.1克(冲服,入丸散,不入煎剂,外用适量)。

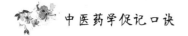

冰片　辛、苦,微寒。入心、脾、肺经。能开窍醒神,清热止痛。用量:0.15~0.3克,入丸散。

苏合香　辛,温。入心、肺经。能开窍醒神,辟秽止痛。用量:0.3~1克,入丸散。

石菖蒲　辛、苦,温。入心、胃经。能开窍醒神,化湿和胃,益气化痰,聪耳目,活血散风。用量:6~12克。

牛黄　苦、甘,凉。入心、肝经。能清心开窍,豁痰定惊,清热解毒。用量:0.3~6克,入丸散。

安息香　辛、苦,平。入肝、心、脾经。能开窍辟秽,行气血。用量:0.3~1.5克(研末服,入丸散)。

十六、驱虫药

> 槟榔使君子,
>
> 雷丸南瓜子,
>
> 鹤虱鸦胆子,
>
> 苦楝皮榧子。

槟榔　苦、辛,温。入胃、大肠经。能杀虫,截疟,行气,消积利水。用量:9~15克(驱虫用30~60克)。

使君子　甘,温。入脾、胃经。能杀虫消积。用量:6~10克。

雷丸　微苦,寒。入胃、大肠经。能杀虫消积。用量:15~20克(入丸散)。

南瓜子　甘,平。入胃、大肠经。能杀虫。用量:60~120克(研粉,凉开水冲服,能驱绦虫、血吸虫)。

鹤虱　苦、辛,平;有小毒。入脾、胃经。能杀虫,祛蛔、蛲虫。用量:3~10克。

鸦胆子　苦,寒;有小毒。入大肠、肝经。能杀虫治疟,清热解毒。用量:10~15克(桂圆肉包吞)。

苦楝皮　苦,寒;有毒。入肺、脾、胃经。能杀虫。用量:6～10克。

榧子　甘,平。入肺、胃、大肠经。能杀虫消积。用量:15～30克。

十七、外用药

> 硫黄轻粉黄石,
>
> 斑蝥蟾酥砒石,
>
> 血竭石灰月石,
>
> 蜂房铅丹甘石。

硫黄　酸,温;有毒。入肾、大肠经。能温肾助阳,杀虫止痒。用量:2～5克。

轻粉　辛,寒;有大毒。入大肠、小肠、肝、肾经。能杀虫解毒,逐水通便。用量:0.1～0.2克,入丸散。

黄石　即雄黄。辛,温;有毒。入心、肝、肾、大肠经。能祛痰解毒,杀虫破积。用量:0.3～1克,入丸散。

斑蝥　辛,寒;有大毒。入肝、脾经。能破血散结,攻毒。用量:0.2～0.3克。

蟾酥　辛,温;有毒。入心、胃经。能开窍醒脑,解毒止痛。用量:0.015～0.03克,入丸散。

砒石　即砒霜。辛、酸,大热;有大毒。入大肠、胃经。能祛腐杀虫,平喘。用量:1～3毫克,入丸散(过量可致死)。

血竭　甘、咸,平。入心包、肝经。能行瘀止痛,敛疮生肌。用量:1～2克。

石灰　辛,温;有毒。入肝、脾经。能解毒止血,外用适量。

月石　即硼砂。甘、咸,凉。入肺、胃经。能清热消瘀,解毒防腐。用量:1.5～3克。

蜂房　甘,平;有毒。入胃经。能攻毒杀虫。用量:2～3克。

铅丹　辛,微寒;有毒。入脾、肝经。能拔毒生肌,坠痰截疟。用量:1.5克。

炉甘石　甘,温。入肝、胃经。能明目去翳,敛湿生肌,外用适量。

第二章 方 剂

第一节 解表剂

(一) 麻黄汤(《伤寒论》)

麻黄汤中用桂枝，

杏仁甘草四般施，

发热恶寒头项痛，

太阳伤寒属表实。

 简 释

此方由麻黄9克、桂枝6克、杏仁9克、炙甘草3克组成。水煎服。致微汗。用于外感寒邪所致的太阳伤寒表实证(恶寒发热,头身疼痛,无汗而喘,脉浮紧,苔白)。

(二) 桂枝汤(《伤寒论》)

桂枝汤治太阳风，

芍药甘草姜枣同，

头项强痛脉浮缓，

汗出恶风选此方。

此方由桂枝、芍药、生姜各9克,炙甘草6克,大枣3枚组成。水煎,温服。用于外感风邪所致的太阳中风表虚证(恶风,自汗,发热,头痛项强,鼻鸣干呕等,脉浮缓,苔白)。

(三)银翘散(《温病条辨》)

> 银翘散桔薄竹草,
>
> 牛豉荆芦凉解表,
>
> 温病初起头咽痛,
>
> 清热解毒颇见效。

此方由金银花30克、连翘15克、桔梗12克、薄荷6克、淡竹叶6克、甘草6克、荆芥穗12克、牛蒡子12克、淡豆豉12克、芦根30克组成。水煎数沸,日服四次。用于温病初起卫分证、风热表证(发热微恶风寒,头痛咽痛,口渴咳嗽,苔白或薄黄,舌尖红,脉浮数等)。

(四)桑菊饮(《温病条辨》)

> 桑菊连翘薄荷草,
>
> 杏桔芦根八味妙,
>
> 风温初起此方找,
>
> 疏风清热热咳好。

此方由桑叶12克,菊花、杏仁、连翘各9克,薄荷6克,桔梗6克,芦根18克,甘草3克组成。水煎服。能发散风热,宣肺止咳。用于上感微热,头痛鼻塞等。

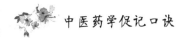

（五）麻杏石甘汤（《伤寒论》）

> 麻黄杏仁生石膏，
> 辛温寒凉配甘草，
> 发热喘息此方好，
> 临症加减显疗效。

此方由麻黄6克、杏仁9克、生石膏24克、甘草6克组成。水煎服。能辛凉解表，清肺平喘。用于表邪未清之肺热咳喘，苔薄黄，脉数（见于急性呼吸道感染）。热重痰黄者加大青叶、黄芩、鱼腥草。

（六）荆防败毒饮（《摄生众妙方》）

> 荆防败毒二胡活，
> 川茯苓桔草枳壳，
> 风寒湿邪侵犯作，
> 加减应用疗效获。

此方由荆芥、防风、柴胡、前胡、羌活、独活、川芎、茯苓、桔梗、枳壳各9克，甘草3克组成。水煎服。能解表散寒祛湿。用于恶寒发热，头痛身痛，胸满咳嗽，或疮肿初起，时疫等。体弱虚者可加人参。

（七）柴葛解肌汤（《伤寒论》）

> 柴葛解肌芩羌草，
> 白芍桔梗白石膏，
> 寒起热增头目痛，
> 解肌清热疗效好。

此方由柴胡、葛根、黄芩、羌活、白芍、白芷各9克,生石膏24克,桔梗6克,甘草3克,生姜3片,大枣3个组成。能解肌清热。用于外感风寒所致的三阳证(恶寒轻发热重,头痛身疼,鼻干,心烦口渴,脉洪数)。

(八)九味羌活汤(《此事难知》)

> 九味羌活用术防,
> 辛芷生芩甘草芎,
> 发热恶寒无汗出,
> 解表祛湿内热清。

此方由羌活、苍术、防风、生地黄、黄芩,各9克,白芷、川芎各6克,细辛、甘草各3克组成,水煎服。能发汗祛湿,清里热。用于外感风寒湿邪所致的恶寒发热,头痛身痛,无汗,口苦咽干等。

(九)十神汤(《太平惠民和剂局方》)

> 十神汤用葛升麻,
> 陈草芎苏白芷加,
> 麻黄赤芍加香附,
> 时邪感冒效甚夸。

此方由葛根42克,升麻、陈皮、炙甘草、川芎、紫苏叶、白芷、麻黄、赤芍药、香附各12克组成。共研细末,每次取9克加生姜5片、葱白连须3茎,煎汁温服。能发汗解表。用于风寒感冒(头痛发热,恶寒无汗,咳嗽鼻塞等)。

(十)神术散(《太平惠民和剂局方》)

> 苍芎白活辛藁甘,

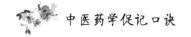

发汗解表神术散，

头痛发热又恶寒，

鼻塞咳嗽身无汗。

此方由苍术60克，川芎、白芷、羌活、细辛、藁本、炙甘草各30克组成。共研细末，每次取9克加生姜3片，葱白10厘米，水煎温服。能发汗解表。用于风寒湿邪入侵所致的头痛无汗，发热恶寒，鼻塞声重，咳嗽泄泻等。

第二节　祛风剂

（一）川芎茶调散（《太平惠民和剂局方》）

川芎茶调散荆防，

辛芷薄荷甘草羌，

外感风邪鼻不通，

偏正头痛选此方。

此方由川芎、荆芥、薄荷各9克，羌活、白芷、防风、炙甘草各6克，细辛3克组成。共研末，每次9克，清茶调服，也可以加茶一撮共煎服。能祛风散寒止痛。用于外感风邪所致的偏正头痛。

（二）独活寄生汤（《千金要方》）

独活寄生秦艽防，

当归细辛芍药芎，

生地杜仲牛膝参，

茯苓桂心甘草终。

此方由独活、秦艽、防风、当归、白芍、生地黄、杜仲、牛膝各9克,茯苓9克,桑寄生15克,川芎、人参、炙甘草、肉桂各6克,细辛3克组成。水煎服。能去风湿,止痹痛,益肝肾,补气血。用于痹病日久(肝肾两虚,腰膝冷痛,屈伸不利,肌肉麻木等)。

(三)玉真散(《外科正宗》)

玉真散治破伤风,
紧咬牙关反角弓,
白附星麻防芷羌,
去风化痰镇风痉。

此方由白附子、制南星、天麻、防风、白芷、羌活各等份组成。共研细末,每次6克,用热酒调服,并用药末敷伤处,角弓反张重者可用9克。能祛风化痰、镇痉,治疗破伤风。

(四)大秦艽汤(《保命集》)

八诊秦艽羌独防,
白辛黄石外中风,
手足不遂及舌强,
风邪初犯选此方。

此方由生(熟)地黄、当归、白芍、川芎、白术、茯苓、甘草(四物汤多生地黄,四君子汤少人参,记作“八珍”)、白芷、羌活、独活、防风、黄芩各10克,秦艽、生石膏各30克,细辛6克,共16味组成,水煎服。能祛风、清热、活血。用于风邪初中经络所致的口眼㖞斜,舌强难语,手足不能运动的外中风者。

（五）牵正散（《杨氏家藏方》）

> 白附全蝎白僵蚕，
>
> 研末热酒服一钱，
>
> 此方专门治面瘫，
>
> 去风止痉牵正散。

此方由白附子、全蝎、白僵蚕各等份组成。共研细末，每次 3 克，用黄酒调服，每日 3 次，15 天为一疗程。用于面神经麻痹。

（六）镇肝息风汤（张锡纯）

> 牛石龙牡龟芍玄，
>
> 楝天麦蒿草镇肝，
>
> 肝肾阴虚阳浮现，
>
> 滋阴息风肝阳潜。

此方由怀牛膝、生赭石、生龙骨、生牡蛎、生龟板、生抗芍、玄参、天冬各 15 克，川楝子、茵陈各 6 克，生麦芽 9 克，甘草 3 克组成。水煎服。能镇肝熄风，滋阴潜阳。用于肝风内动、气血上逆所致的头晕目眩，耳鸣心烦，面赤如醉，甚则昏迷，口眼㖞斜，肢体不遂。有降血压、保护脑神经的作用。

（七）消风散（《外科正宗》）

> 荆防归地苦术蝉，
>
> 麻牛白虎通风散，
>
> 风毒湿热相侵犯，
>
> 疏风清热祛邪安。

此方由荆芥、防风、当归、生地黄、苦参、苍术、蝉衣、胡麻仁、牛蒡子、知母各 5 克,甘草 3 克,生石膏 6 克,木通 1.5 克组成。水煎服。能疏风消肿,清热除湿。用于风毒入侵、湿热相搏所致的皮肤瘙痒等。

(八)消风散(《太平惠民和剂局方》)

消风散用羌防荆,

芎朴参苓陈草并,

僵蚕蝉蜕加藿香,

为末茶调或酒行。

此方有羌活、防风、川芎、人参、茯苓、陈皮、炙甘草、僵蚕、蝉蜕、藿香各60 克,厚朴、荆芥穗各 15 克组成。共研细末,每次 6 克调服或用酒调服。能扶正、驱风、清热。用于风热上攻所致的头痛目昏,项背拘急,鼻塞喷嚏,皮肤发麻或皮疹瘙痒等。

第三节 祛湿剂

(一)藿香正气散(《太平惠民和剂局方》)

藿香正气陈平汤,

大腹白芷苏桔梗,

外感风寒内湿伤,

化湿和中解表方。

此方由藿香、白术、茯苓、大腹皮、半夏曲、桔梗各 9 克,紫苏叶、白芷、

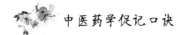

厚朴、陈皮各6克,炙甘草6克组成,(陈平汤是指二陈汤和平胃散)。水煎服。能解表化湿,理气和中。用于外感风寒、内伤湿滞所致的霍乱吐泻,恶寒发热,头痛,胸膈满闷等。

(二)五苓散(《伤寒论》)

> 五苓散利水,
> 二苓术泽桂,
> 水湿聚体内,
> 化气水湿退。

简释

此方由茯苓、猪苓、白术各9克,泽泻15克、桂枝6克组成。水煎服。能通阳化气,利水湿。用于外有表邪、水湿停蓄所致的小便不利,水肿,泄泻,烦渴欲饮,水入即吐,痰饮等。

(三)平胃散(《太平惠民和剂局方》)

> 平胃散草陈朴苍,
> 寒湿积滞选次方,
> 食欲不佳脘腹满,
> 运脾除湿显奇功。

简释

此方由苍术、厚朴、陈皮各9克,甘草3克,生姜3片,大枣3枚组成,水煎服。能燥湿健运,行气和胃。用于湿滞脾胃所致的脘腹作胀,不思饮食,呕恶,自利,嗳气吞酸,肢重身困。以基础方可扩为胃苓汤、柴平汤、陈平汤、香连平胃散、参苓平胃散等。

(四)八正散(《太平惠民和剂局方》)

> 八正萹山通麦草,

滑车黄灯热淋消，

泻火通淋组方巧，

湿热下注煎服好。

此方由萹蓄、山栀、瞿麦、车前子(包煎)、大黄各9克,木通6克,滑石15克,甘草3克组成。加灯心草适量,水煎服。能清热泻火,利水通淋。用于小便赤黄,淋漓不畅,溺时涩痛,甚而癃闭等。

(五)三仁汤(《温病条辨》)

三仁滑竹煎,

朴通半夏添,

湿热把人缠,

当把此方选。

此方由杏仁15克、白蔻仁6克、薏苡仁18克、滑石18克、竹叶6克、厚朴6克、通草6克、半夏15克组成。用甘澜水煎服(水置盆中以杓扬之多遍,取上浮泡沫水)。能宣扬生机,滑利湿热。用于湿瘟初起(头痛恶寒,身重疼痛,午后身热胸闷不饥,面色淡黄,口渴不欲饮等)。

(六)苓桂术甘汤(《伤寒论》)

苓桂术甘汤,

温阳化饮方,

胸满心悸眩,

健运痰湿清。

此方由茯苓10克、桂枝9克、白术6克、甘草6克组成。水煎服。能温阳化饮,健脾利湿。用于痰饮胸满,心悸目眩,气短而咳,苔白,脉滑弦。

(七)防己黄芪汤(《金匮要略》)

黄芪白术防,
甘草加枣姜,
利水又祛风,
益气健脾灵。

此方由黄芪 30 克、白术 25 克、防己 30 克、甘草 12 克、生姜 10 克、大枣 3 个组成。水煎服。能益气祛风,健脾利水。用于风水或风湿(汗出恶风,身重疼麻,小便不利等)。

(八)真武汤(《伤寒论》)

附子二白苓,
加姜真武汤,
利水靠温阳,
治水湿内停。

此方由制附子、茯苓、白芍各 9 克,白术 6 克,生姜 3 片组成。能温阳利水。用于肾阳虚所致的小便不利,腹痛下利,肢体浮肿、沉痛,心悸等。

(九)实脾饮(《济生方》)

实脾瓜果朴皮香,
苓白附干草退肿,
脾阳虚衰水湿停,
行气化湿温脾阳。

此方由木瓜 9 克、草果仁 6 克、厚朴 6 克、大腹皮 9 克、木香 6 克、茯苓 9 克、白术 9 克、附子 3 克、干姜 3 克、甘草 3 克、生姜 3 片、大枣 4 枚组成。水煎服。能温脾阳利运化。用于脾阳虚、水湿泛滥所致的下肢水肿。

第四节 清热剂

(一)白虎汤(《伤寒论》)

白虎石膏知母草，
粳米水煎效果好，
壮热烦渴舌津少，
清热生津显神效。

此方由生石膏(碎)30 克、知母 12 克、甘草 3 克、粳米 12 克组成。以粳米加水煮熟，去米入三药煎服。能清热生津。用于壮热烦渴，汗出，恶热，脉洪数有力，舌红少津，苔黄的阳明气分热盛证。

(二)黄连解毒汤(《外台秘要》)

黄连解毒汤，
芩柏栀子成，
实热火毒症，
当即用此方。

此方由黄连 9 克，黄芩、黄柏、栀子各 6 克,四味组成。水煎服。能泻火解毒。用于火热炽盛所致的烦渴咽干,神昏谵语,躁扰不宁,或吐血衄血,或外痈疔毒,小便赤黄,舌红苔青,脉数有力。若伤津甚者,加生地黄、玄参。

(三)清营汤(《温病条辨》)

角地元冬竹连丹,

银花连翘九味煎,

邪热入营确诊断,

清营解毒此方选。

 简释

此方由水牛角 30 克、生地黄 15 克、玄参 15 克、麦冬 9 克、竹叶心 9 克、黄连 3 克、丹参 21 克、金银花 9 克、连翘 9 克组成。水煎服。能清热、解毒、养阴。用于热入营分所致的高热烦渴,或不渴时有谵语神昏,斑疹,舌绛,脉滑数。

(四)五味消毒饮(《医宗金鉴》)

二花二紫英,

五味消毒灵,

疔毒起寒热,

及时煎服清。

 简释

此方由金银花、野菊花、紫花地丁、紫背天葵、蒲公英各 9 克组成。水煎 10 分钟,加酒半杯,续煎二三沸,热服,盖被取微汗。能清热解毒。用于疔毒初起之红肿热痛、恶寒发热,以及各种化脓性感染。

(五)普济消毒饮(李东垣《脾胃论》)

黄牛蚕草兰梗田,

黑马皮薄升紫连,

时疫天行大头显，

普济消毒邪热散。

 简释

此方由酒黄芩、酒黄连各 15 克，牛蒡子 3 克、白僵蚕 3 克、生甘草 9 克、板蓝根 3 克、桔梗 6 克、玄参 9 克、马勃 3 克、陈皮 9 克、薄荷 3 克、升麻 3 克、柴胡 6 克、连翘 3 克组成。水煎服。能疏风散邪，清热解毒。用于瘟毒邪热所致的大头瘟(急性腮腺炎)，证见恶寒发热，咽痛口干，脉浮数。

(六)仙方活命饮(《外科发挥》)

山天草芷贝乳没，

防刺龟皮赤银着，

疮疡肿毒水煎服，

清热解毒效不错。

 简释

此方由炮山甲(可用穿山龙 20 克代)、天花粉、甘草、白芷、贝母、乳香、没药、防风、皂角刺、当归尾、赤芍各 5 克，陈皮、金银花各 9 克组成。水、酒各半，煎服。能清热解毒，活血溃坚。用于疮疡肿毒初起之红肿疼痛或已成脓未溃者。

(七)龙胆泻肝汤(《太平惠民和剂局方》)

黄龙山木柴当车，

泽甘生地把肝泻。

 简释

此方由黄芩 6 克、龙胆草 12 克、山栀子 9 克、木通 6 克、柴胡 6 克、当归 6 克、车前子(包煎)6 克、泽泻 9 克、生地黄 18 克、甘草 3 克组成。水煎

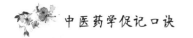

服。能泻肝胆经湿热。用于肝胆实火所致的头眩胁痛,口苦心烦,目赤肿痛,耳鸣、耳聋、耳肿,或小便淋浊,阴痒肿痛等。

(八)阑尾清化汤(验方)

> 赤楝大丹银公桃,
> 阑尾清化加甘草。

此方由赤芍 12 克、川楝子 9 克、大黄 15 克、牡丹皮 15 克、金银花 30 克、蒲公英 30 克、桃仁 9 克、甘草 9 克组成。水煎服(大火 7~8 分钟)。重症可每日服两剂,分四次服。此方为急性阑尾炎而设,症见发热口渴、腹痛纳差、便秘、尿赤,苔黄,脉弦数。急服后便通病缓,2~3 天而愈。

(九)芍药汤(《保命集》)

> 三黄草肉香归榔,
> 再加芍药湿痢清。

此方由黄芩 9 克、黄连 6 克、大黄 6 克、甘草 3 克、肉桂 1.5 克、木香 6 克、当归 6 克、槟榔 6 克、白芍 9 克组成。水煎服。能清热祛湿止痢。用于湿热痢疾(下痢脓血,里急后重,腹痛等)。

第五节 和解剂

(一)小柴胡汤(《伤寒论》)

> 小柴胡汤和解供,
> 人参半夏甘草从,
> 更用黄芩加姜枣,

少阳为病此方宗。

此方由柴胡9克、人参6克、半夏6克、甘草3克、黄芩6克、大枣4枚、生姜6克组成。水煎服。能和解少阳。用于寒热往来所致的少阳病(胸胁苦满,心烦,喜呕,咽干口苦,目眩,纳呆,苔薄白,脉弦)。

(二)逍遥散(《太平惠民和剂局方》)

柴当二白茯姜甘,

后下薄荷逍遥散,

调经尚需加栀丹,

解郁养血并疏肝。

此方由柴胡9克、当归9克、白芍12克、白术9克、茯苓15克、煨姜9克、炙甘草6克、薄荷3克组成。水煎服。能疏肝解郁,养血健脾。用于肝郁血虚所致的两胁作痛,胸闷嗳气,头痛目眩,口干咽燥,疲乏少食,寒热往来。乳房胀痛、燥热不宁、月经不调时可加栀子、牡丹皮各9~12克。

(三)半夏泻心汤(《伤寒论》)

半夏泻心黄连芩,

干姜甘草及人参,

和胃降逆除虚痞,

寒热平调气机顺。

此方由半夏9克、黄芩9克、黄连6克、干姜6克、炙甘草3克、人参9克(或党参12克),大枣4枚组成。水煎服。能和胃降逆,开结除痞。用于

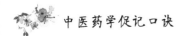

寒热中阻、气机失常、胃气不和所致的心下痞满,或干呕,或呕吐,肠鸣,呃逆,二便失调,苔薄黄腻,脉弦濡等。

(四)大柴胡汤(《金匮要略》)

大小柴胡汤变通,
小去参草加芍黄,
再添枳实痞满平,
和解少阳内热清。

　　此方由柴胡9克、半夏9克、黄芩6克、生姜9克、大枣3枚、白芍6克、大黄6克、枳实6克组成。水煎服。能和解少阳,内泻热结。用于寒热往来,胸胁苦满,呕恶,胃脘痞满,便秘或下利,苔黄,脉弦数有力。

(五)痛泻要方(《景岳全书》)

二白陈皮防,
柔肝补脾方。

　　此方由白术9克、白芍9克、陈皮6克、防风6克组成。水煎服。能调肝理脾。用于肝脾失调所致的肠鸣腹痛,泄泻纳差,胸胁痞闷(多由情绪引发),苔薄白,脉弦缓。

(六)四逆散(《伤寒论》)

柴草枳芍四逆散,
理气解郁疏泄肝。

　　此方由柴胡、炙甘草、枳实、芍药各等份组成。共研细末,每次6克,用米汤送服,每日3次。能透邪解郁,疏肝理气。用于阳郁厥逆证之肝脾不和,手足不温,泻痢,胁肋胀闷,脘腹疼痛,脉弦。

第六节 消导剂

(一)保和丸(《丹溪心法》)

楂曲夏苓陈翘莱,
食积服用好得快。

 简释

此方由山楂90克,炒神曲、茯苓、半夏各30克,炒陈皮、莱菔子、连翘各15克组成。共研细末,用神曲煮糊和成丸,如梧桐子大小,每次服9克,用炒麦芽汤送下,也可以饮片煎服,量酌减。能消食和胃。用于食积停滞,胸脘痞闷,或脘腹胀痛,嗳腐吞酸,厌食,大便泄泻,苔厚腻,脉滑等。

(二)枳实导滞丸(《内外伤辨惑论》)

三黄苓术枳曲泽,
消积导滞清湿热。

 简释

此方由大黄30克,黄连、黄芩、茯苓、白术各9克,枳实、神曲、泽泻各15克组成。共研细末,神曲煮糊为丸,每次服9克,每日2次或3次。能消积导滞,清热利湿。用于湿热积滞,胸脘痞闷,胀满腹痛,泄泻,里急后重,或大便秘结,小便赤涩,苔黄腻,脉沉弦等。

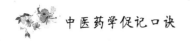

第七节　催吐剂

(一)瓜蒂散(《伤寒论》)

> 瓜蒂散中赤小豆，
> 研末豆豉汤送服，
> 鹅毛探喉以催吐，
> 痰食壅盛倾吐除。

【简释】

此方由甜瓜蒂(炒黄)赤小豆各等份组成。共研细末，每次 1.5 克，用淡豆豉汤送服(淡豆豉 9 克煎汤)，服后可用洁净鹅毛探喉催吐。能涌吐痰涎宿食。凡痰涎壅盛，胸中胀闷，或饮食过饱，脘腹胀满，脉浮紧或数促者宜选用。

(二)烧盐方(千金方)

> 烧盐适量饱和汤，
> 顿服二碗探吐行，
> 软坚破积又宣涌，
> 宿食毒物一扫光。

【简释】

此方单用，烧盐开水调成饱和状态，顿服两碗，以指探喉催吐。能治伤食停滞于胃脘，不得消化而胀满不舒;或误食毒物。

第八节 泻下剂

(一)大承气汤(《伤寒论》)

黄实厚朴硝,
峻下热结好。

此方由大黄 12 克、枳实 9 克、厚朴 12 克、芒硝 9 克组成。以水 500 毫升先煮枳实、厚朴,取汁 250 毫升入大黄煎至 200 毫升,入芒硝煮一二沸。温水服,大便已下则余药勿服。能峻下热结。用于大便秘结,腹胀满或腹痛拒按,矢气频作,日晡潮热,神昏谵语,手足汗出,苔黄燥或起刺,或时下利稀水臭秽,腹脐疼痛按之有硬块,口干舌燥脉滑数;或里热实证,热厥或发狂等阳明腑实证。

(二)小承气汤(《伤寒论》)

大承气汤去芒硝,
轻下热结效亦妙。

此方即大承气汤去掉芒硝,由大黄 9 克、厚朴 6 克、枳实 6 克组成。水煎服。功为轻下。

(三)调味承气汤(《伤寒论》)

大黄芒硝草,
缓下热结好。

此方由大黄 9 克、芒硝 15 克、炙甘草 6 克组成。水煎服。能缓下热结。

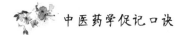

用于恶热,便秘,腹泻拒按,苔黄,脉滑数。其泻下作用缓和。前人称大承气汤主治痞满、燥实,小承气汤主治痞满,调胃承气汤主治燥实;各有所趋。

(四)温脾汤(《千金要方》)

温脾参附与干姜,

甘草当归硝大黄,

寒热并行治冷积,

脐腹绞结痛非常。

此方由熟附子9克、人参6克(或党参9克)、干姜9克、甘草6克、当归9克、芒硝6克、大黄12克组成。水煎服。能温补脾阳,攻逐寒积。用于脾阳虚所致的寒积便秘,或久利赤白,腹冷痛、绞痛,手足不温,苔白,脉沉弦等。

(五)增液承气汤(《温病条辨》)

增液芒硝与大黄,

滋阴通便热结清。

此方由增液汤加芒硝、大黄而成,即玄参30克、麦冬24克、生地黄24克、芒硝6克、大黄9克组成。水煎服。能滋阴增液,通便泻热。用于热结阴亏所致的燥屎不行、脘腹胀满、口干唇燥,苔黄、脉细数。

(六)十枣汤(《伤寒论》)

十枣遂芫与大戟,

攻逐水饮肿消退。

此方由甘遂、芫花、大戟各等份组成。三药共研细末,每剂1.5～2克,用大枣十枚,煎汤送服。晨起空腹服用。能攻逐水饮。用于悬饮,水肿,咳唾,胸胁引痛,心下痞硬,胀满干呕,气短,二便不利,头痛目眩,苔滑,脉沉数等。可治疗胸腹水。

第九节　化痰止咳平喘剂

(一)二陈汤(《太平惠民和剂局方》)

> 夏苓陈草姜乌梅,
> 燥湿化痰健脾胃。

 简释

此方由姜半夏 12 克、橘红 12 克、茯苓 9 克、炙甘草 6 克、生姜 7 片、乌梅 1 个组成。水煎服。能燥湿化痰,理气和中,补脾胃。用于痰湿咳嗽,痰黏稠而不易咳出,胸痞,恶心欲呕,眩晕心悸等。

(二)小青龙汤(《伤寒论》)

> 小青龙汤麻黄桂,
> 半芍辛姜草五味,
> 解表化饮调营卫,
> 寒痰咳喘浮肿退。

 简释

此方由麻黄 9 克、桂枝 9 克、半夏 9 克、芍药 9 克、细辛 6 克、干姜 6 克、炙甘草 6 克、五味子 9 克组成。水煎服。能解表、温肺、化饮。用于寒饮伏肺,症见咳喘、咳痰、清稀色白量多、胸痞、头面四肢浮肿,或倚息不得平卧、受寒加重,苔白、滑脉浮。

(三)止嗽散(《医学心悟》)

> 止嗽散中用白前,

陈皮桔梗草荆添，
紫菀百部同煎服，
化痰止嗽此方选。

此方由白前9克、陈皮6克、桔梗9克、甘草3克、荆芥9克、炙紫菀9克、蒸百部9克、生姜3片组成。水煎服。能止嗽化痰,宣肺解表。用于风寒犯肺所致的咳嗽,咳痰不爽,苔薄白,脉浮。

（四）定喘汤（《摄生众妙方》）

定喘白果与麻黄，
苏冬杏甘芩半桑，
宣肺平喘痰热清，
痰多咳喘用此方。

此方由白果12克、炙麻黄9克、苏子9克、款冬花9克、杏仁9克、甘草3克、黄芩9克、半夏9克、桑白皮9克组成。水煎服。能宣肺平喘,清热化痰。用于风寒外束、痰热蕴肺所致的哮喘咳喘,痰多,痰稠色黄,或恶风寒,苔黄腻,脉滑数。

（五）清气化痰丸（《医方考》）

清气化痰丸胆夏，
陈杏瓜黄苓实加，
清热化痰又止咳，
黄老黏痰效可夸。

此方由胆南星、半夏各45克,陈皮、杏仁、瓜蒌、黄芩、茯苓、枳实各30

克组成。共研细末,和姜汁为丸,每次服9克,温开水送服,也可做成汤剂,量酌减。能清热化痰,理气止咳。用于痰热咳嗽,痰稠色黄,咳吐不爽,胸脘痞闷,气急呕恶,舌红苔腻,脉滑数。

(六)苏子降气汤(《太平惠民和剂局方》)

> 苏子降气橘半当,
> 前胡桂朴甘草姜,
> 上盛下虚痰涎壅,
> 沉香易桂效更灵。

 简释

此方由紫苏子9克、橘红6克、半夏6克、当归3克、前胡6克、肉桂1.5克、厚朴6克、炙甘草6克、生姜3片组成。水煎服。能降气平喘,祛痰止咳。用于痰涎壅盛所致的喘咳气短,胸膈满闷,痰多稀白,或呼多吸少,腰痛脚软,或肢体浮肿,苔白滑,脉数。若肾不纳气、气喘气急,则用沉香易肉桂疗效更好。

(七)贝母瓜蒌散(《医学心悟》)

> 贝瓜花苓桔橘红,
> 润肺化痰燥咳清。

 简释

此方由贝母9克、瓜蒌15克、天花粉9克、茯苓9克、桔梗1.5克、橘红4.5克组成。水煎服。能润肺化痰。用于肺燥咳嗽,咳痰不利,咽喉干燥疼痛,苔白津少,甚至上气喘促等。

(八)华盖散(严用和)

> 麻杏苓苏草白红,
> 风寒致哮华盖汤。

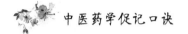

此方由麻黄、杏仁、茯苓、紫苏叶、桑白皮、橘红各 30 克,甘草 15 克组成。共研末,每次服 6 克,水煎服。用于风寒伤肺所致的哮喘,咳嗽痰多,不得睡卧。

第十节　温里剂

(一)理中丸(《伤寒论》)

四君子汤姜易苓,

补气健脾和温中。

此方由党参 9 克、白术 9 克、干姜 6 克、炙甘草 3 克组成。共研末制成蜜丸,每次服 6 克,每日服 2 次或 3 次,或水煎服。能温中驱寒,补气健脾。用于脾胃虚寒所致的脘腹疼痛,呕吐泄泻,腹满少食,苔白,脉沉细。寒甚则加附子。

(二)小建中汤(《伤寒论》)

桂芍草姜枣饴糖,

温补脾胃里急平。

此方由桂枝 6 克、芍药 12 克、炙甘草 6 克、生姜 3 片、大枣 5 枚、饴糖 30 克组成。水煎服。能温补脾胃,和里缓急。用于腹痛(喜温喜按),面色无华,舌淡苔白,虚烦心悸,口燥咽干,脉细弦等。

（三）四逆汤（《伤寒论》）

附子草姜枣，

回阳救逆好。

此方由熟附子 15 克、干姜 6 克、炙甘草 6 克、大枣 4 枚组成。水煎服。能回阳救逆。用于阴盛阳衰所致的四肢厥逆，冷汗淋漓，周身无力，欲寐，或呕吐，下利，腹痛，脉微欲绝者。本方加人参能回阳复阴，用于治泄泻不止及虚脱者。

（四）当归四逆汤（《伤寒论》）

当归四逆桂芍辛，

二草大枣经脉温。

此方由当归、桂枝、芍药各 9 克，细辛 3 克，炙甘草 6 克，通草 3 克，大枣 6 枚组成。水煎服。能温经散寒，养血通脉。用于寒滞经脉所致的手足厥冷，肢体疼痛，舌淡苔白，脉细。

第十一节　理气剂

（一）越菊丸（《丹溪心法》）

苍栀香曲芎越菊，

疏通气机解六郁。

此方由苍术、山栀、香附、神曲、川芎各9克组成。共研末,制成水泛丸,每次服6克,每日2次或3次。能疏通气机,行气解郁。用于气血痰火湿食郁结,症见胸膈痞闷、脘腹胀痛、吞酸呕吐、饮食不化等。

(二)旋复代赭汤(《伤寒论》)

> 旋复代赭参夏草,
>
> 降逆和胃加姜枣。

此方由旋覆花(包煎)9克、代赭石15克、人参6克、姜半夏9克、炙甘草6克、生姜15克、大枣4枚组成。水煎服。能降逆化痰,益气和胃。用于胃气虚弱、痰浊内阻、气逆不降所致的胃脘痞闷或胀满,嗳气频频,恶心呕吐,苔白腻,脉滑。

(三)柴胡疏肝汤(《景岳全书》)

> 陈芎香和四逆散,
>
> 行气解郁能疏肝。

此方由陈皮、川芎、香附各6克,加四逆散(即柴胡6克、炙甘草3克、枳壳6克、芍药9克)组成。水煎服。能疏肝行气。用于肝气郁滞所致的胁肋疼痛,嗳气,善太息,脘腹胀痛,脉弦。

(四)枳实薤白桂枝汤(《金匮要略》)

> 枳朴薤瓜桂枝汤,
>
> 通阳散结治胸痛。

此方由枳实6克、厚朴6克、瓜蒌9克、薤白9克、桂枝6克组成。水煎服。能通阳散结,行气祛痰。用于胸痛彻背,喘息咳唾,短气,苔白腻,脉沉弦或紧。

第十二节　理血剂

(一)血府逐瘀汤(《医林改错》)

血府逐瘀膝梗选,
桃红四物四逆散,
头胸疼痛烦失眠,
瘀血内阻水酒煎。

此方由牛膝9克、桔梗6克、桃仁12克、红花9克、当归9克、生地9克、赤芍9克、川芎6克、柴胡3克、甘草6克、枳壳6克组成。水煎服。能活血祛瘀,行气止痛。用于胸中瘀血,胸痛头痛,痛如针刺有定处,或呃逆不止,或内热,烦闷,心悸失眠,急躁易怒,或两目黯黑,唇舌有瘀斑,脉涩弦。

(二)补阳还五汤(《医林改散》)

补阳还五赤芍芎,
归尾通络佐地龙,
重用黄芪促血行,
活血祛瘀需桃红。

此方由赤芍9克、川芎9克、地龙9克、黄芪30~90克、当归尾9克、桃仁12克、红花9克组成。水煎服。能补气、活血、通络。用于中风后遗

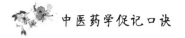

症,症见半身不遂、口眼㖞斜、语言謇涩、口角流涎、大便干燥、小便频数、遗尿,苔白、脉缓细。

(三)生化汤丸(《傅青主女科》)

归芎桃草与干姜,

活血祛瘀治痛经。

此方由当归15克、川芎9克、桃仁9克、炙甘草3克、干姜3克组成。水煎服,黄酒为引。能活血祛瘀,温经止痛。用于瘀血阻滞所致的产后恶露不行,小腹疼痛。

(四)桂枝茯苓丸(《金匮要略》)

桂苓赤丹桃,

化瘀癥瘕消。

此方由桂枝、茯苓、赤芍、牡丹皮、桃仁各等份组成。共研末炼蜜丸,每次服3克,每日2次或3次。能活血化瘀,缓消癥块。用于月经困难或停经,小腹胀痛,或难产,胞衣不下,或死胎,或产后恶露不尽,腹痛拒按(可治子宫肌瘤)。

(五)小活络丹(《太平惠民和剂局方》)

川草乌龙星,

乳没六味行,

活络温通经,

逐瘀祛风痛。

此方由制川乌、制草乌、地龙、制胆星各 180 克,乳香、没药各 66 克组成。共研末,酒面糊为丸,每丸重 3 克,每次服 1 丸,每日 1 次或 2 次,空腹用陈酒送服。能温经活络,搜风除湿,化痰逐瘀。用于痰湿阻络所致的中风。症见手足不仁日久不愈,腿臀作痛,或肢体痉痛,屈伸不利,或疼痛游走不定。

(六)小蓟饮子(《济生方》)

小蓟生石通竹黄,
藕当栀草血淋清。

此方由小蓟 9 克、生地黄 24 克、滑石 12 克、淡竹叶 9 克、木通 6 克、蒲黄 9 克、藕节 9 克、当归 6 克、栀子 9 克、炙甘草 4.5 克组成。水煎服。能凉血止血,清热通淋。用于血淋,症见小便频数、赤涩灼痛、尿血,舌红苔白或黄,脉数。

(七)十灰散(十药神书)

两蓟两叶茅草黄,
棕栀丹皮炒炭用,
热血妄行用此方,
治标莫忘病因清。

此方由大蓟、小蓟、侧柏叶、荷叶、白茅根、茜草根、大黄、棕榈、山栀、牡丹皮各等份组成。各药烧灰,研细末,每次服 9~15 克,用藕汁或白萝卜汁送服。能凉血止血,用于吐血、咯血、衄血等各种出血症。遇血热妄行,急则治其标,血止后要诊察病因并予以调治。

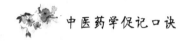

第十三节　补益剂

(一)四君子汤(《太平惠民和剂局方》)

参术苓草为四君,

补气健脾主方寻,

异功六君属加味,

诸多应用效果神。

此方由人参(可用党参代)9 克、白术 9 克、茯苓 9 克、炙甘草 3 克组成。水煎服。能补气健脾。用于脾胃虚弱,中气不足,倦怠无力,舌淡苔白,脉濡或细。此方加陈皮 6 克为异功散,能治胃虚气滞。异功散加半夏为六君汤,可治痰湿。六君汤加木香、砂仁为香砂六君汤,可治痰湿。四君子和四物汤为八珍汤,能气血双补。

(二)参苓白术散(《太平惠民和剂局方》)

四君扁药粳薏砂,

调中止泻莲子加。

此方由党参、茯苓、白术、山药、炙甘草各 60 克,炒扁豆 45 克,莲子肉、薏苡仁、桔梗、砂仁各 30 克(也可加陈皮、大枣)组成。共研细末,每次服6~9 克,用枣汤送下,也可减量水煎服。能补气健脾,止泻调中。用于脾胃气虚,运化失司,中焦气机不利,脾胃升降失职所致的脘腹胀满、不消化。

(三)补中益气汤(《脾胃论》)

补中益气芪术陈,

升柴参草当归身，
劳伤中虚气下陷，
甘温除热效如神。

此方由黄芪 15 克、白术 9 克、陈皮 6 克、升麻 6 克、柴胡 6 克、党参 15 克、炙甘草 6 克、当归 9 克组成。水煎服。能温补脾胃，益气升阳。用于脾胃气虚、中气下陷所致的气虚发热，饮食减少，体倦肢软，少气懒言，面色㿠白，便溏脱肛，子宫下垂，或久泻，身热，多汗，恶寒头痛等。

（四）四物汤（《太平惠民和剂局方》）

四物地芍与归芎，
血家百病此方宗，
补血调经常用方，
临证化裁巧变通。

此方由熟地黄 12 克、白芍 9 克、当归 9 克、川芎 6 克组成。水煎服。能补血调经。用于冲任不调所致的经血失常，心悸失眠，头晕目眩，面色无华，或痛经，舌淡，脉细涩。

（五）归脾汤（《济生方》）

四君子汤与归芪，
圆枣香志益心脾，
心悸健忘夜不寐，
皆因心脾气血虚。

此方由人参（或者党参）9 克、白术 9 克、茯苓 9 克、炙甘草 3 克、当归 9

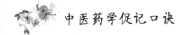

克、黄芪 9 克、酸枣仁 9 克、木香 3 克、远志 9 克、龙眼肉(桂圆)9 克、生姜 3 片、大枣 2 枚组成。水煎服。能补脾养心,补气养血。用于心脾气血虚证,症见食少体倦、面色萎黄、心悸、失眠健忘、崩漏、紫癜、便血等。

(六)六味地黄丸(《小儿药证直诀》)

熟地淮药山萸,

茯苓泽泻丹皮,

滋补肝肾六味,

制丸煎汤皆随。

 简 释

此方由熟地黄 24 克、山药 12 克、山萸肉 12 克、茯苓 9 克、泽泻 9 克、牡丹皮 9 克组成。制蜜丸或水煎服。能滋补肝肾。用于肝肾阴虚所致的腰膝酸软,头晕目眩,耳鸣耳聋,盗汗遗精,消渴,骨蒸,手足心热,口燥咽干,牙齿松动,足跟作痛,小便淋漓,舌红少苔,脉沉细等。此方加附子、桂枝、牛膝、车前子为金匮肾气丸。

(七)生脉散(《医学启源》)

生脉参麦味,

常在方中随,

凡需补气阴,

当把三药提。

 简 释

此方由人参(或党参)6 克、麦冬 9 克、五味子 6 克组成。水煎服。凡需补气敛汗、养阴生津者宜选用,症见气阴两虚、体倦、气短多汗、口渴干咳、心悸,重则气虚欲脱等,为气阴两虚调补常用方。

（八）炙甘草汤（复脉汤）（《伤寒论》）

复脉参麦桂地胶，

麻仁姜枣炙甘草，

脉结代促身虚劳，

调补气阴显疗效。

 简 释

此方由人参 6 克（或党参 9 克）、麦冬 9 克、桂枝 6 克、生地 24 克、阿胶 9 克、麻仁 9 克、生姜 9 克、大枣 6 枚、炙甘草 9 克组成。以水 800 毫升煎取 400 毫升药汁入阿胶烊尽，分 3 次温服。能滋阴养血，益气温阳。用于气 血两虚所致的脉代结，心悸气短，或虚劳肺痿，咳嗽盗汗，瘦弱无力，虚烦失 眠等。

（九）一贯煎（《柳州医话》）

一贯煎楝沙麦地，

肝肾阴虚加归杞，

口干咽燥吞酸水，

胁肋胀痛缘肝气。

 简 释

此方由川楝子 9 克、北沙参 9 克、麦冬 9 克、生地黄 18 克、当归 9 克、 枸杞子 9 克组成。水煎服。能滋阴疏肝。用于肝肾阴虚所致的肝气郁滞， 头昏腰酸，口燥咽干，胁肋胀痛，呕吐吞酸，舌红少苔，脉细弦数。

（十）百合固金汤（《医方集解》）

增液贝当桔草芍，

阴虚咳嗽加百合，

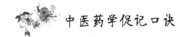

肺肾阴虚上虚火，

滋阴清热肺气和。

此方由生地黄、熟地黄、麦冬、元参各9克(增液是指生地黄、麦冬、元参)、贝母6克、当归9克、桔梗3克、生甘草3克、白芍9克、百合9克组成。水煎服。能保肺滋肾,养阴清热。用于肺肾阴虚所致的虚火上炎,咽喉干疼,咳嗽气喘,痰中带血,手足心热,舌红少苔,脉细数。

(十一) 补心丹(《摄生秘剂》)

补心苓桔柏枣味,

二冬三参远地归,

心肾阴虚难入睡,

滋阴安神促夜寐。

此方由茯苓15克、桔梗15克、柏子仁30克、酸枣仁30克、五味子30克、天冬30克、麦冬30克、人参15克、玄参15克、丹参15克、远志15克、生地黄15克、当归30克组成。共研细末,炼蜜丸,朱砂为衣,每次服6～9克,每日2次,也可减量用饮片,水煎服。能滋阴清热,补心安神。用于阴亏血虚所致的心神不宁,心悸烦躁,失眠健忘,遗精盗汗,口干舌燥,精神疲倦,大便干燥,舌红少苔,脉细数等。

(十二) 肾气丸(《金匮要略》)

六味地黄加附桂,

温补肾阳出金匮。

此方由干地黄24克,山药12克,山萸肉12克,茯苓9克,泽泻9克,牡丹皮 9 克,炮附子 3 克,肉桂 3 克组成。共研末,炼蜜丸,每次服 6~9克,每日 2 次,或水煎服。能温补肾阳。用于肾阳不足所致的腰膝酸软,下身感寒,少腹拘急,小便余沥,夜尿多,浮肿消渴,阳痿早泄。如加牛膝车前子则为济生肾气丸,能利尿通便。

(十三)地黄饮子(刘河间)

地黄巴山斛肉味,

苓桂麦附菖志痿。

此方由干地黄 15 克,巴戟天 9 克,山萸肉 9 克,石斛 9 克,肉苁蓉 9克,五味子 3 克,茯苓 9 克,肉桂 3 克,麦冬 9 克,附子 9 克,石菖蒲 4.5 克,远志 9 克,薄荷 1.5 克,生姜 3 片,大枣 4 枚组成。水煎服。能滋肾阴补肾阳,开窍安神。可用于肾阴阳两虚所致的中风失语,两足痿废。

(十四)地黄饮子(王贶)

地黄饮子参芪草,

二冬枇斛泽实消。

此方由生地黄、熟地黄、人参、黄芪、炙甘草、麦冬、天冬、炙枇杷叶、石斛、泽泻、枳实各等份组成。共研末,每用 9 克水煎服,或饮片水煎服。能滋阴生津。用于阴虚有火、咽干口渴、面赤之消渴症。

(十五)二仙汤(验方)

二仙归戟知柏汤,

补肾泻热更年康。

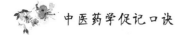

此方由仙茅、淫羊藿(仙灵脾)各15克,当归、巴戟天、知母、黄柏各9克组成。水煎服。用于妇女更年期综合征、高血压。

(十六)健脾丸(《证治准绳》)

> 香砂异功与三仙,
> 山药肉蔻加黄连,
> 腹胀便溏消化难,
> 理气消积脾胃健。

此方由木香、砂仁各20克,党参45克,白术、茯苓各60克,炙甘草、陈皮各20克(后五味为异功散),炒麦芽、炒神曲、炒山楂各30克(后三味为三仙),山药、肉豆蔻各30克,黄连10克组成。共研细末,用神曲、山药粉糊丸,每次服6~12克,每日2次,或减量水煎服。能理气健脾和胃。用于腹部胀满,不消化,纳差,便溏,苔白腻,脉滑。

(十七)泰山盘石饮(《景岳全书》)

> 泰山盘石八珍选,
> 去茯加芪芩断连,
> 再添砂仁与糯米,
> 可保孕妇胎安全。

此方由人参3克、白术6克、炙甘草3克、熟地黄3克、当归3克、川芎3克、白芍3克、黄芪6克、黄芩6克、川续断6克、砂仁3克、糯米1撮组成。水煎服。能养血安胎,用于先兆流产。

第十四节　固涩剂

（一）玉屏风散（《医方类聚》）

黄芪白术与防风，
益气固表效果灵。

 简 释

此方由黄芪 15 克、白术 12 克、防风 6 克组成。水煎服。能益气固表止汗。用于表虚自汗，汗出恶风，苔薄白，脉浮虚，以及易患感冒者。

（二）牡蛎散（《太平惠民和剂局方》）

芪麦麻根牡蛎散，
益气固表能止汗。

 简 释

此方由黄芪 9 克、浮小麦 9 克、麻黄根 9 克、煅牡蛎 15 克组成。水煎服。能益气固表止汗，用于自汗盗汗。

（三）当归六黄汤（《兰室秘藏》）

当归六黄补气阴，
二地芩柏连芪跟，
自汗盗汗此方寻，
滋阴固表止汗准。

 简 释

此方由当归 9 克，生地黄、熟地黄各 15 克，黄芩、黄柏、黄连各 9 克，黄芪 18 克组成。水煎服。能滋阴清热，固表止汗。用于气虚自汗，阴虚盗

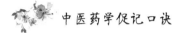

汗,面赤口干,心烦唇燥,二便不调,苔红,脉数。

(四)金锁固精丸(《医方集解》)

龙牡芡须潼,

补肾固涩精。

此方由煅龙骨 30 克,煅牡蛎 30 克,芡实、莲须、潼蒺藜(沙苑蒺藜)各 6 克组成。共研细末,莲子肉煮烂糊丸,每次服 6 ~ 9 克,每日 2 次,淡盐汤送服。能补肾涩精,用于肾虚精关不固,症见遗精滑泄、腰困耳鸣、倦怠无力。

(五)四神丸(《内科摘要》)

补骨肉味吴四神,

涩肠止泻温脾肾。

此方由补骨脂 120 克,肉豆蔻、五味子各 60 克,吴茱萸 30 克,生姜 120 克,大枣 50 枚组成。前 4 味研细末,姜、枣煮烂,去姜,用枣肉加麦粉糊丸,每次服 6 ~ 9 克,每日 2 次,也可以减量水煎服。能温肾暖脾,涩肠止泻。用于脾肾虚寒所致的五更泄泻,不思饮食,腹痛纳差,腰酸肢冷,乏力懒言,舌淡,脉沉细。

(六)清带方(验方)

鹿丝牡白仲,

莲杏芡带清。

此方由鹿角霜 30 克,菟丝子、牡蛎、白术、炒杜仲、莲须、银杏、芡实各

15 克组成。水煎服。能收敛止带。用于脾肾不足所致的赤白带下,月经量多,腰酸,脉沉细。

(七)缩泉丸(杨士瀛)

> 两药益智丸,
> 遗尿需缩泉。

此方由山药、乌药、益智仁各等份组成,将乌药、益智仁研细末,酒煮山药为糊,和药粉为丸,每日服 9 克。能改善膀胱的气化功能、固肾摄尿。用于遗尿、尿床等。

第十五节　补遗剂

(一)当归拈痛汤(李东垣)

> 当归拈痛羌防升,
> 猪泽茵陈芩葛朋,
> 二术苦参知母草,
> 疮疡湿热服皆应。

此方由当归 9 克、羌活 15 克、防风 9 克、升麻 9 克、猪苓 9 克、泽泻 9 克、茵陈 15 克、黄芩 15 克、葛根 9 克、苍术 9 克、白术 9 克、苦参 9 克、人参 6 克、知母 9 克、炙甘草 15 克组成。水煎服。能祛湿热,消痹痛。用于湿热相搏所致的关节疼痛,或全身疼痛,或脚气引起的肿痛,腿脚生疮,红肿流脓等。

(二)小续命汤(孙思邈)

> 小续命用麻桂汤,

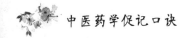

芩川附子党防防，
半身不遂外风用，
扶正祛邪小续命。

此方由麻黄、桂枝、杏仁、甘草各3克(即麻黄汤,如去麻黄、杏仁,加白芍为桂枝汤),白芍、黄芩、川芎、附子、党参、防风、防己各6克,生姜9克组成。水煎服。能扶正气,祛外邪。用于正气虚弱、外邪侵袭所致的突然神昏,筋脉拘急,半身不遂,口眼㖞邪,语言謇涩等。

(三)少腹逐瘀汤(王清任)

当赤川蒲灵小香,
干桂没延调月经,
活血祛瘀治腹痛,
温经消积效果灵。

此方由当归9克、赤芍6克、川芎3克、生蒲黄9克、五灵脂9克、小茴香7粒、干姜3克、肉桂3克、没药3克、延胡索3克组成。水煎服。能活血去瘀,温经止痛。用于少腹瘀血积块,疼痛,或痛无积块,或少腹胀满,经期腰疼,经血色暗有瘀块等。

(四)复元活血汤(医学发明)

复元活血柴天当,
山甲黄草加桃红,
损伤瘀滞胸胁痛,
泰齐氏病选此方。

此方由柴胡、当归、天花粉各 12 克,炮山甲 6 克,酒大黄 15 克,甘草 9 克,桃仁 15 克,红花 9 克组成。水煎服。能活血化瘀,通络止痛。用于跌打损伤,瘀血积滞,胸胁疼痛难忍。治疗泰齐氏病(肋软骨炎)效果好。

(五)通窍活血汤(王清任)

> 通窍活血汤,
> 赤芎桃红姜,
> 葱枣加麝香,
> 头面瘀血通。

此方由赤芍、川芎各 6 克,桃仁、红花各 9 克,生姜 9 克,老葱 3 根,大枣 7 枚,麝香 0.1 克组成(可用郁金石、菖蒲、白芷各 6 克代)。水煎药汁,冲服。能活血通窍,行瘀通经。用于头面部血瘀,症见耳聋、酒糟鼻、紫斑,以及干血痨。

(六)身痛逐瘀汤(王清任)

> 秦川归草没桃红,
> 龙牛灵香羌逐痛,
> 瘀血阻络致痹证,
> 周身疼痛须疏通。

此方由秦艽、川芎、当归、甘草、没药、桃仁、红花、地龙、牛膝、五灵脂、香附、羌活各 9 克组成。水煎服。能活血行气,祛瘀止痛。用于气血痹阻经络所致的肩痛、臂痛、腰痛、背痛、腿痛等,以及周身疼痛经久不愈者。

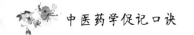

（七）酸枣仁汤（《金匮要略》）

酸枣仁汤治失眠，
川芎知草茯苓煎，
清热除烦重养肝，
安然入眠梦乡甜。

简释

此方由酸枣仁15克、川芎3克、知母6克、甘草3克、茯苓9克组成。水煎服。能养血安神。用于肝血不足，虚烦不眠，心悸盗汗，头目眩晕，咽干口燥，脉弦数。

（八）柏子养心丸（《体仁汇编》）

柏子养心杞玄冬，
归地茯神菖草供，
怔忡惊悸神心慌，
养心安神此方宗。

简释

此方由柏子仁120克，枸杞子90克，玄参60克，麦冬、当归、茯神、石菖蒲各30克，熟地黄60克，甘草15克组成。共研末，炼蜜丸，每次服9～12克，用灯心汤或龙眼肉汤送服，也可减量做汤剂。能养心安神，补肾滋阴。用于营血不足、心肾失调所致的精神恍惚，惊悸失眠，健忘盗汗。

（九）甘麦大枣汤（《伤寒论》）

甘草小麦大枣汤，
情志失常用此方，
精神不宁悲欲哭，

养脏解郁效可彰。

此方由甘草 10 克,淮小麦 30 克,大枣 4 枚组成。水煎服。能养心安神,和中缓急。用于心烦不宁,情绪不稳,悲伤欲哭,哈欠频作,失眠盗汗,舌红少苔,脉细数。

(十)生铁落饮(《医学心悟》)

> 冬茯参各二贝胆,
> 远石橘连钩朱选,
> 更取生铁落先煎,
> 镇心坠痰治狂癫。

此方由天冬、麦冬各 15 克,茯苓、茯神各 6 克,玄参、丹参各 9 克,贝母 12 克,胆香 4.5 克,远志 6 克,石菖蒲 3 克,连翘 6 克,橘红 6 克,钩藤 12 克,朱砂 1.5 克(冲服),生铁落 60 克(先煎)共 15 味药组成。水煎服。能镇心坠痰,安神定志。用于痰火上扰之癫狂症。

(十一)生铁落饮(验方)

> 生石龙神防元秦,
> 竹沥一杯镇心神。

此方由生铁落 30 克、石膏 15 克、龙齿 12 克、茯神 9 克、防风 6 克、元参 9 克、秦艽 9 克、竹沥 30 克组成。先煎生铁落 50 分钟,去渣留汁,再煎余药。早、晚各服 200 毫升,竹沥汁随方冲服。能清肝胆,镇心神。用于肝胆气逆化火所致的喜怒无常,燥骂不避亲疏,情绪失控。

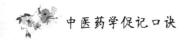

(十二) 温经汤 (《金匮要略》)

温经吴归芍川胶，
参麦桂皮半姜草，
温养血脉调冲任，
散寒去瘀经血好。

 简 释

此方由吴茱萸9克，当归、白芍、川芎、阿胶各9克，人参6克，麦冬9克，桂枝、牡丹皮各6克，法半夏9克，生姜、甘草各6克组成。水煎服。能温经散寒，活血祛瘀。用于冲任虚寒、瘀血阻滞所致的月经不调（或前，或后，或逾期，或月内再行），傍晚发热手心燥热，唇干口燥，小腹冷痛，或久不受孕等。

(十三) 暖肝煎(《景岳全书》)

小肉乌香归杞苓，
治疗寒疝需加姜。

 简 释

此方由小茴香、肉桂、乌药、木香、当归、枸杞子、茯苓各6克，生姜3片组成。水煎服，空腹温服。能温补肝肾，行气逐寒。用于肝肾阴寒所致的少腹疼痛，疝气等。

(十四) 蠲痹汤(《是斋百一选方》)

归芪羌防赤草黄，
祛风除湿蠲痹汤。

 简 释

此方由当归、黄芪、羌活、防风、赤芍、姜黄各9克，炙甘草3克组成。

水煎服。能益气活血,祛风除湿,宣畅营卫。用于营卫两亏之风痹,症见项背拘急,肩肘痹痛等。

(十五)球肘肩凝汤(验方)

> 丹血乳没透元香,
>
> 加归治疗肩凝方。

此方由丹参30克、鸡血藤30克、乳香12克、没药12克、透骨草30克、延胡索12克、香附12克、当归18克组成。水煎服,以黄酒为引。能活血、祛瘀、除痹,用于治疗网球肘和肩凝症(肩周炎)。

(十六)温阳益气复脉汤(验方)

> 生脉麻附辛,
>
> 芪丹桂草根,
>
> 益气血阳温,
>
> 复脉效果神。

此方由人参、麦冬、五味子各12克(生脉饮),炙麻黄、制附子、细辛各6克,黄芪20克,丹参18克,桂枝10克,炙甘草10克组成。水煎服。能温阳益气。用于气血亏损、阴阳两虚所致的心悸乏力,胸闷气短,恶寒,舌淡,脉缓迟无力等。为治疗病窦综合征的验方。

(十七)温胆汤(《千金要方》)

> 温胆二陈竹枳备,
>
> 痰热上扰烦难寐。

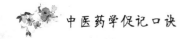

简 释

此方由陈皮9克、半夏9克、茯苓9克、甘草6克(四味为二陈),竹茹9克、枳实9克、生姜3片、大枣2枚组成。水煎服。能清胆、和胃、祛痰。用于胆虚、痰热上扰所致的虚烦不眠,胸闷口苦,呕涎,或眩晕心悸等。

(十八)八味解郁汤(黄煌)

四逆散合四七汤,

八味解郁常用方。

简 释

此方由四逆散(柴胡、白芍、枳壳各12克,生甘草6克)和四七汤〔姜半夏、厚朴、茯苓、苏梗(或紫苏叶)各12克〕,共8味药组成。加姜枣水煎服。能疏肝解郁。用于情绪不稳,易激动,心神不宁,胸闷气短,善太息,咽喉异物,腹胀恶心,纳差,肢冷,乳腺增生,颈肩背痛,失眠多梦,咳嗽痰多,二便不调等。

(十九)八味除烦汤(黄煌)

栀芩连壳加四七,

清热除烦治焦虑。

简 释

此方由栀子12克、黄芩12克、连翘15克、枳壳12克、姜半夏12克、厚朴12克、茯苓12克、苏梗(或紫苏叶)12克、生姜10克组成。水煎服。能清热除烦。用于更年期综合征,症见焦虑、神经性头痛、痤疮、咽炎、食管反流性咳嗽或尿赤涩痛(加滑石粉18克、生甘草3克)。

(二十)小柴胡汤加当归芍药散(验方)

小柴胡加归芍散,

和营卫清热养颜。

此方由柴胡 12 克、党参 9 克、半夏 9 克、炙甘草 6 克、黄芩 9 克、当归 9 克、白芍 15 克、白术 6 克、茯苓 12 克、川芎 12 克、泽泻 18 克、生姜 10 克、大枣 3 枚组成。水煎服。能调和营卫,养血,清热。用于月经量少,皮肤干燥,脱发,精神疲惫,以及桥本甲状腺炎。

(二十一) 小柴胡加龙牡汤 (验方)

小柴胡汤去甘草,
龙牡桂苓黄石饶,
气机不和多烦躁,
疏肝理脾重在调。

此方由柴胡、党参、半夏、黄芩各 9 克,龙骨 15 克,牡蛎 20 克,桂枝 10 克,茯苓 10 克,大黄 12 克,磁石 20 克,生姜 10 克,大枣 5 枚组成。水煎服。能疏肝理脾,调和气机。用于肝脾不和所致的胸闷,心烦难眠,神昏不宁。

(二十二) 清心汤 (验方)

竹叶石膏半夏参,
甘麦清热粳生津,
栀豆旋石加羌活,
滋阴清热安心神。

此方由竹叶 15 克、生石膏 18 克、半夏 9 克、党参 9 克、炙甘草 6 克、麦冬 9 克、粳米 15 克、栀子 9 克、淡豆豉 9 克、旋覆花 9 克、赭石 15 克、羌活 9

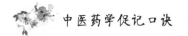

克组成。水煎服。能滋阴生津,清热安神。用于阴虚烦热,心悸不寐,舌红,脉数等。

(二十三)四妙勇安丹参汤(验方)

四妙归甘玄银花,

疏通血管丹参加,

缺血疼痛危害大,

及时应用效果佳。

此方由当归、生甘草、玄参、金银花各30克,加丹参30克,共五味组成。水煎服。能清热解毒,疏通血脉,解除疼痛。用于脱臼(关节脱位)症见患肢末端局部缺血性疼痛,红肿溃烂;也可用于冠心病,心绞痛,心律不齐。脉管炎(血栓性脉管炎)剧痛者加毛冬青、蒲公英、赤小豆、地龙、穿山龙;瘀血重者加桃仁、红花、黄芪、党参。

(二十四)十味三焦通(验方)

柴芩夏桂苓,

术泽归赤芎,

腹大身虚肿,

三焦不通畅。

此方由柴胡10克、黄芩15克、半夏15克、桂枝10克、茯苓15克、白术15克、泽泻20克、当归15克、赤芍15克、川芎10克组成。水煎服。能祛湿、利水、消胀。用于三焦功能失调,症见乏力、腹胀、尿频、虚胖、腹大、皮肤湿疹、大便不畅,舌胖有齿痕,苔白黄腻,脉滑。

（二十五）越婢加术汤（《金匮要略》）

越婢加术麻石草，
还加生姜和大枣，
疏散水湿治尿少，
一身悉肿疗效好。

此方由麻黄9克、石膏15克、白术9克、甘草3克、生姜9克、大枣5枚组成。水煎服。能宣肺利水，用于治疗急性肾炎，症见发热、咳嗽、尿少、面目浮肿。

（二十六）参桑稳心汤（验方）

生脉龙肉甘枣，
丹桑连赤鳖好。

此方由人参6克、麦冬12克、五味子9克（生脉散）、龙骨12克、山萸肉9克、甘松9克、炒酸枣仁12克，牡丹皮12克、桑寄生15克、黄连6克、赤芍12克、土鳖虫6克组成。水煎服。能益气、稳心脉，可治疗心律不齐、心慌胸闷、气短乏力等。

（二十七）疏肝解郁汤（验方）

柴香金朴苍石枣，
牡远夜欢麦枣草。

此方由柴胡10克、香附12克、郁金12克、厚朴10克、苍术10克、石菖蒲

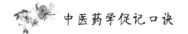

12克、炒酸枣仁15克、牡蛎30克、夜交藤30克、合欢花12克、淮小麦30克、大枣15克、甘草6克组成。能疏肝理气,安神解郁。用于治疗抑郁症和焦虑症。

(二十八)过敏性鼻炎方(验方)

三白川辛荜乌杞,

桑床锁仙过敏鼻。

此方由白蒺藜10克、白芷10克、白芍12克、川芎10克、细辛3克、荜茇5克、乌梅10克、枸杞子12克、桑椹12克、蛇床子10克、锁阳10克、淫羊藿10克组成。水煎服。治疗过敏性鼻炎。

下篇

临床诊治

第一章　内科常见病症

第一节　感　冒

一、风寒束表

> 风寒束表恶寒重，
> 热轻头痛鼻不通，
> 身痛无汗脉浮紧，
> 辛温解表散寒宁。

简 释

【常见证候】鼻塞，流涕，打喷嚏，恶寒发痛，咳嗽头痛，关节酸痛等，常见苔白，脉浮。

【病因病机】多因时行疫毒侵袭，恰逢机体卫气虚，寒邪犯肺而得病。一般春多风热，夏多暑湿，秋多燥邪，冬多风寒。病位在肺卫，病机为肺失宣肃。

【治则】辛温解表，宣肺散寒。

【方药】可选用荆风败毒饮或十神汤加减。寒重者，加麻黄、桂枝；鼻塞流涕者，加白芷、辛夷、苍耳子；咳嗽者，加紫苏叶、生姜；关节疼痛者，加羌活、防风。

二、风热犯表

> 风热犯表发热重，
> 头痛咽燥耳目胀，
> 咳嗽痰黏鼻涕黄，
> 辛凉解表邪热清。

【常见证候】发热较重，微恶风或有汗出，头痛目胀，咳嗽，痰黏黄，口干渴，咽喉肿痛，鼻塞涕黄，舌边尖红，脉浮数。

【病因病机】风热袭表，正邪交争，故发热；热蒸肌肤，故汗出；风热上扰，故头痛目胀；风热犯肺，故咳嗽、痰黏黄；热邪伤津，故口干咽燥；风热袭肺，故乳蛾红肿疼痛、鼻塞涕黄。

【治则】辛凉解表，清热解毒。

【方药】银翘散加减。头痛甚者，加桑叶、菊花；咽燥痛者，加板蓝根、马勃、玄参；咳黏痰甚者，加瓜蒌、浙贝母、穿心莲。

三、暑湿伤表

> 暑湿伤表身沉痛，
> 发热有汗微恶风，
> 胸闷咳涕头晕重，
> 芳香化湿暑热清。

【常见证候】身发热，微恶风，有汗，肢体沉重疼痛，头重眩晕，咳嗽痰黏，鼻流浊涕，心烦，恶心呕吐，胸闷气短，小便短赤，舌苔黄腻，脉浮滑。

【病因病机】暑湿邪袭肌表，营卫不和，故发热微恶风；暑热上炎伤津，故口渴、小便短赤；暑湿伤脾，故身重痛、胸闷、恶心呕吐、苔腻、脉滑数。

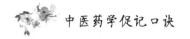

【治则】解表清里,芳香化湿。

【方药】新加香薷饮(香薷、扁豆花、厚朴、金银花、连翘)加减,或用藿香正气散。

四、气虚感冒

> 气虚感冒多恶寒,
> 头痛乏力懒语言,
> 鼻塞咳嗽易感冒,
> 苔白脉濡身困倦。

【常见证候】恶寒较重,发热轻,头痛身困,鼻塞咳嗽,痰白,倦怠乏力,气短懒言,反复感冒,舌淡苔白,脉濡。

【病因病机】素体气虚,卫气不固,故易感冒;每遇风寒袭表即营卫失和,故恶寒发热、头痛身困。肺气不宣,清窍不利,故鼻塞、咳嗽。素体虚弱,故乏力、倦怠懒言;舌、脉为气虚象。

【治则】益气解表。

【方药】参苏饮(人参、紫苏叶、葛根、前胡、半夏、茯苓、陈皮、炙甘草、枳壳、木香)加减,可加玉屏风散。

五、阴虚感冒

> 心烦身热常口渴,
> 手足心热多干咳,
> 头痛目眩喉咽热,
> 舌红脉数欲冷着。

【常见证候】身热,微恶风寒,少汗,头痛目眩,心烦口渴,手足心热,干咳,舌红苔少,脉细数。

【病因病机】阴虚体质,故而燥热;外邪侵袭,营卫失和,正邪交争,则身热、微恶风寒;肺阴不足,故干咳;阴虚内热,故手足心热;虚火上炎,故心烦口渴、头痛目眩,舌、脉为阴虚证表现。

【治则】滋阴解表。

【方药】葳蕤汤(玉竹、生葱白、桔梗、白薇、豆豉、薄荷、甘草、大枣)加减。表证明显者,加荆芥、桑叶;干咳甚者,加玄参、沙参、麦冬;咳痰不爽者,加瓜蒌。

第二节　咳　嗽

一、外感咳嗽

(一)风寒袭肺

鼻塞流涕咳痰稀,

咽痒声重恶冷气,

头身酸痛时寒热,

舌淡苔薄脉浮虚。

简释

【常见证候】咳嗽,痰白稀薄,鼻塞流涕,咽痒声重,头身酸痛,遇寒加重,苔薄白,脉浮紧或虚。

【病因病机】风寒犯肺,肺失宣降故鼻塞咳嗽、咽痒声重;风寒束表,腠理闭阻,卫气被遏故寒热头痛、全身酸痛、苔薄白、脉浮虚。

【治则】疏风散寒,宣肺止咳。

【方药】止嗽散(白前、陈皮、桔梗、甘草、荆芥、紫菀、百部、防风、紫苏

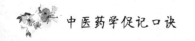

叶、白芷、干姜、细辛)加味。

(二)风热犯肺

咳嗽气粗痰不爽，
痰黄黏稠咽燥痒，
身热汗出头身痛，
鼻塞口干苔薄黄。

【常见证候】咳嗽气粗，声音嘶哑，咳痰不爽，痰黄黏稠，咽燥痒，鼻不通，汗出口干，苔薄黄，脉浮数。

【病因病机】风热犯肺，肺失清肃，热耗津液，故咳嗽、痰黄黏稠、口干咽燥痒、气粗声嘶。风热犯肺，卫气不固，故汗出头身酸痛、苔薄黄、脉浮数，为热象。

【治则】疏风清热，宣肺止咳。

【方药】桑菊饮(桑叶、菊花、连翘、薄荷、甘草、杏仁、桔梗、芦根)。热重者，加黄芩、栀子、大青叶;咽燥痒者，加板蓝根、玄参、射干;痰黄稠者，加瓜蒌、冬瓜仁、蒲公英;口干者，加天花粉、沙参。

(三)风燥伤肺

咳嗽痰少带血丝，
胸痛鼻燥喉咽炽，
身热烦渴津耗失，
桑杏清润即施治。

【常见证候】咳嗽无痰或痰少带血丝，胸痛，身热头痛，咽喉干热痛痒，舌红少津，苔白或黄，脉浮数。

【病因病机】风热伤肺,肺失清润,故干咳咽痒;燥热伤津故咽喉干痛、鼻燥;燥伤肺络则痰带血丝;咳嗽引起胸痛;卫气失和故身热头痛;舌红,脉浮数,为热伤津之象。

【治则】疏风清肺,润燥止嗽。

【方药】桑杏汤(桑叶、杏仁、沙参、贝母、豆豉、梨皮)。口渴甚者,加玉竹、天花粉、麦冬;胸痛者,加郁金、丝瓜络;痰中带血者,加白茅根、藕节,也可选清燥救肺汤。

二、内伤咳嗽

(一)痰湿蕴肺

咳声重浊痰黏稠,
胸闷脘痞气受阻,
身重体倦苔腻厚,
便溏舌胖脉滑濡。

 简 释

【常见证候】咳嗽,咳声重,痰多色白,黏稠成块,晨起或食后胸闷加重,脘痞,肺气受阻,纳呆,身重体倦,大便时溏,苔腻,脉滑濡。

【病因病机】脾虚生痰上渍于肺,阻遏肺气故胸闷脘痞;肺气受阻,湿困脾阳,运化失职,故纳呆、便溏、身重体倦;舌胖苔腻,脉滑濡,为脾虚湿郁象。

【治则】燥湿健脾,化痰止咳。

【方药】二陈汤(半夏、陈皮、茯苓、炙甘草、生姜、乌梅)加苍术、厚朴。呼吸不畅加苏梗、枳壳;纳呆加党参、白术、砂仁;热重加黄芩、桑白皮。

(二)痰热壅肺

咳嗽气促喉痰鸣,

痰多黏黄咳不爽，

身热面赤痰带腥，

口干燥渴胸满痛。

【常见证候】咳嗽气促，喉中有痰鸣声，痰多色黄而黏，咳痰不爽，或痰中带血且有腥味，胸胁胀满，咳嗽时胸痛，身热面赤，口渴欲饮，舌红，苔黄腻，脉滑数。

【病因病机】痰热壅肺，肺失清肃故咳嗽气促、痰色黄质黏稠、咳痰不爽；痰热交阻，郁蒸于肺，故痰中带血有腥味、胸胁胀满、咳嗽时胸痛；肺热伤津故身热面赤、口渴欲饮；舌、脉为痰热证表现。

【治则】清热化痰，宣肺止咳。

【方药】清金化痰汤(黄芩、山栀、桔梗、麦冬、桑白皮、浙贝母、知母、瓜蒌、橘红、茯苓、甘草)加减。痰多黏稠、带脓腥味者，加鱼腥草、薏苡仁、冬瓜仁；胸满咳逆、痰热壅盛者，加葶苈子；痰热伤津者，加天花粉。

(三)肝火犯肺

咽干口苦咳逆作，

面赤胁痛痰黏咳，

热伤肺津肝有火，

舌苔薄黄脉弦数。

【常见证候】咳嗽阵作，咳时面赤，痰黏难咳，咽干口苦，咳嗽引起胸胁作痛，舌苔薄黄少津，脉弦数。

【病因病机】肝郁化火犯肺，肺失肃清故肺气上逆、咳嗽阵作。肝火上炎灼伤津液，故咳作面赤、咽干口苦、痰黏难咳。胁肋是肝经循行部位，故咳嗽引起胸胁作痛。脉象和舌苔为热伤津之征。

【治则】清肝降火，泻肺止咳。

【方药】百合固金汤(生地黄、熟地黄、麦冬、玄参、贝母、百合、当归、白芍、桔梗、甘草)加减。渴甚者,加沙参、玉竹、天花粉;咯血者,加藕节、侧柏叶。

第三节　喘　证

一、实喘

(一)寒喘

> 喘咳气急胸闷胀,
> 痰多稀薄鼻涕清,
> 时发寒热头身痛,
> 苔白脉浮恶寒冷。

 简 释

【常见证候】遇寒冷易发作,喘咳气急,胸闷憋胀,痰多稀薄,鼻涕清稀,时有寒热头痛,无汗喜温,恶寒,苔白,脉浮。

【病因病机】外感风寒,寒邪袭肺,肺气不宣,故喘咳胸闷。肺受寒则凝液成痰,痰多稀薄色白;风寒束表,故恶寒发热、头痛无汗。舌、脉象为虚寒证表现。

【治则】疏风散热,宣肺平喘。

【方药】小青龙汤(麻黄、桂枝、半夏、芍药、细辛、干姜、炙甘草、五味子)。喘重者,加紫苏叶、前胡、杏仁;痰多者,加橘红、葶苈子。

(二)热喘

> 呼吸急促呈哮鸣,
> 胸脘烦闷痰稠黄,

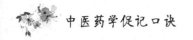

口渴尿黄便不畅，

苔黄脉数内热象。

【常见证候】呼吸急促，喉中哮鸣，胸胀烦闷，痰稠黄不易咳出，形寒身热，二便不利，舌红苔黄，脉浮滑数。

【病因病机】外感寒邪束表，卫阳被遏，内郁化热，肺郁热则气逆，故喘促气急、痰黄稠不易咳出；内热炽盛，身热烦闷，热伤津液，故口渴、尿赤、便秘；舌红少苔，脉浮滑数，为热象。

【治则】宣肺清热。

【方药】麻杏石甘汤（麻黄、杏仁、生石膏、甘草）加味。表寒甚者，加紫苏叶、荆芥、防风；痰热甚者，加黄芩、桑白皮、瓜蒌、枇杷叶；喘急便秘者，加葶苈子、大黄。

（三）痰喘

痰浊阻肺咳不利，

胸窒烦闷难呼吸，

脘腹痞满呕恶心，

口黏脉滑苔白腻。

【常见证候】喘咳，痰多黏，咳吐不利，胸感窒闷，呼吸困难，脘腹胀满或恶心呕吐，口中黏腻，食少纳呆，苔白腻，脉滑。

【病因病机】素有痰湿内伏，脾胃不和，运化失司故而致病；每遇气候、情志等因素，以及身体劳倦，则易诱发；痰浊壅肺，肺失宣降，故喘逆大作；重者呼吸困难。

【治则】燥湿化痰，降逆定喘。

【方药】二陈汤（半夏、陈皮、茯苓、甘草、白芥子、苏子、莱菔子）加味。烦热、痰黄稠者，加黄芩、桑白皮、知母、瓜蒌；脘腹胀甚者，加苍术、白术、枳壳;或选苏子降气汤。

二、虚喘

(一)脾肺两虚

喘咳气短痰清稀,

食少便溏身乏力,

舌淡苔白脉濡虚,

法在益气健脾胃。

【常见证候】喘促气短,痰多清稀,食少便溏,肢体倦怠,舌质淡,苔薄白,脉濡虚。

【病因病机】"脾为生痰之源,肺为储痰之器",脾肺两虚,故喘促气短、肢体倦怠;脾虚不运,痰饮内停,故食少便溏;土不生金,故肺气上逆。

【治则】健脾益气,化痰平喘。

【方药】六君子汤(党参、白术、茯苓、炙甘草、陈皮、半夏),加山药、黄芪、当归、熟地黄,即金水六君煎加山药、黄芪、党参、白术。

(二)肾阳虚

素体畏寒腰酸软,

尿频浮肿气促喘,

脉沉苔白舌质淡,

常服金匮肾气丸。

【常见证候】素体阳虚,畏寒肢冷,腰膝酸软,小便频数,肢体浮肿,舌质淡,苔白,脉沉。

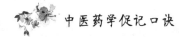

【病因病机】肾阳虚故畏寒肢冷,肾不纳气故咳喘气促,膀胱失约故尿频浮肿,舌、脉为肾阳虚证表现。

【治则】温肾纳气。

【方药】肾气丸(熟地黄、山药、山萸肉、茯苓、泽泻、牡丹皮、附子、肉桂)加五味子、补骨脂。水肿者,加真武汤。

(三)肺肾阴虚

腰膝酸软口咽干,
头昏耳鸣且盗汗,
痰少咳喘又气短,
阴虚内热火上炎。

【常见证候】腰膝酸软,头晕耳鸣,潮热盗汗,口干,舌尖红,脉细数。

【病因病机】肺肾阴虚则内热、潮热盗汗、腰膝酸软、头晕耳鸣;虚火上炎故口干舌尖红,舌、脉为内热象。

【治则】滋肾益肺。

【方药】麦味地黄丸(生地黄、麦冬、五味子、山药、山萸肉、茯苓、泽泻、牡丹皮)。内热甚者,加地骨皮、知母、黄柏;咯血者,加白及、白茅根;痰黄者,加桑白皮、蒲公英;盗汗者,加龙骨、牡蛎、浮小麦。

三、哮喘

突然发病胸憋气,
倚息难卧室呼吸,
排查敏原解气急,
升陷平喘救气逆。

【常见证候】本症西医诊断为"过敏性哮喘",见于过敏体质,一旦遇致敏物即引发哮喘,发作时有明显呼吸急促和窒息感,倚息不得平卧。

【治则】中医以哮证诊治。

【方药】脱敏平喘汤加减:乌梅 20 克、蝉蜕 10 克、野生灵芝 10 克、白果 7 粒(打碎)、金荞麦 20 克、葛根 20 克、黄芪 20 克、知母 10 克、柴胡 6 克、升麻 6 克、桔梗 6 克、射干 10 克,水煎服。喘急有痰者,加炙麻黄、葶苈子。

第四节　心　悸

一、心虚胆怯

善躁动怒不安宁,
心悸怔忡多惊恐,
睡眠多梦易惊醒,
遇事敏感爱激动。

【常见证候】心悸不宁,易躁怒,常伴怔忡和惊恐,多梦易惊醒,遇事敏感爱激动。

【病因病机】骤然受惊,情志受扰,"恐则气下,惊则气乱",以致心神不宁、坐卧不安、心悸怔忡易惊醒。

【治则】养心安神,镇惊定志,心理疏导。

【方药】养心汤(黄芪、茯苓、茯神、半夏曲、当归、川芎、远志、柏子心、酸枣仁、五味子、肉桂、人参、炙甘草、大枣、生姜)加味,可加龙骨、牡蛎。汗多者,加浮小麦;抑郁者,加柴胡、合欢皮、琥珀,配合心理疏导效果更好。

二、心血不足

心悸气短卧不安,

头昏目眩睡眠难，

健忘恬淡身困倦，

面色无华舌质淡。

【常见证候】心悸气短，头昏目眩，失眠健忘，情绪恬淡，面色无华，唇甲苍白，舌淡，脉濡。

【病因病机】心主血，血虚不能养心，故心悸不宁。其华在面，血虚则面色无华。血虚则脑神失养，故头晕目眩，失眠健忘困倦。

【治则】补养心血，益气安神。

【方药】归脾汤（人参、白术、茯苓、炙甘草、黄芪、当归、龙眼肉、酸枣仁、木香、远志、生姜、大枣）加味。失眠者，加夜交藤；心悸者，加龙骨、牡蛎。

三、阴虚火旺

心悸易惊五心热，

头昏目眩耳响作，

虚烦不寐口干渴，

阴虚内热身如灼。

【常见证候】心悸易惊，五心烦热，虚烦不寐，口干咽燥，头昏目眩，耳鸣，潮热盗汗。

【病因病机】肾阴亏虚，水不济火，心火独亢，虚热扰心，故烦热、心悸、不寐。潮热盗汗，阴津亏少，故口干咽燥。虚阳上浮，故头晕、目眩、耳鸣。

【治则】滋阴降火，宁心安神。

【方药】天王补心丹（茯苓、桔梗、柏子仁、酸枣仁、五味子、麦冬、天冬、人参、丹参、玄参、远志、生地黄、当归）加减。有腰酸遗精者，加熟地黄、山药、山茱肉。

四、心阳不振

> 心悸气短动则剧，
> 畏寒肢冷乏力气，
> 面色苍白胸闷痞，
> 舌淡苔白脉细虚。

简 释

【常见证候】心悸气短，动则加重，畏寒肢冷，身懒乏力，面色苍白，心胸憋闷，舌淡苔白，脉细无力。

【病因病机】心阳虚则血脉运行不畅，故心悸气短，动则加重；畏寒肢冷、面色无华、心胸憋闷、舌、脉为阳虚之象。

【治则】温通心阳，安心神。

【方药】桂枝甘草龙骨牡蛎汤合参附汤，可酌加苓桂术甘汤。水肿、小便不利者，加真武汤。

五、心血瘀阻

> 心悸不宁胸闷痛，
> 气短喘促唇甲青，
> 怔忡失眠多惆怅，
> 舌紫脉涩结代象。

简 释

【常见证候】心悸不宁，痛如针刺而有定处，气短喘促，唇甲青紫，怔忡失眠心烦，舌质青紫，脉涩或有结代。

【病因病机】所见症状皆因心血瘀阻不通，舌、脉为心阳痹阻证表现。

【治则】活血化瘀。

【方药】血府逐瘀汤(当归、桃仁、红花、赤芍、川芎、生地黄、柴胡、甘草、

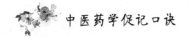

枳壳、牛膝、桔梗),酌加丹参。胸痛甚者,加薤白、瓜蒌、桂枝、枳实、厚朴。

第五节 胸 痹

一、心血瘀阻

见第四节。

二、寒凝血脉

> 胸痛彻背受寒重,
> 心悸胸闷气不畅,
> 面色苍白四肢冷,
> 皆缘血脉受寒凝。

【常见证候】胸痛彻背,受寒痛甚,胸闷气短,甚则喘息,呼吸不畅,面色苍白,四肢厥冷,舌淡,苔薄白,脉沉迟。

【病因病机】寒凝血脉阳气不运,气机痹阻故见胸痛彻背受寒加重。胸阳不振故见胸闷气短、呼吸不畅,甚者不得平卧。阳气不足,经脉失于温煦,故四肢厥冷、面色苍白。舌、脉为寒凝证表现。

【治则】宣痹通阳,散寒活血。

【方药】当归四逆汤(当归、桂枝、白芍、细辛、甘草、通草、大枣)加味。心痛彻背甚者,加瓜蒌、薤白、半夏;阴寒盛、痛重、喘息不得平卧者,加乌头赤石脂丸。

三、痰浊闭阻

> 胸闷痰多体虚胖,

气短倦怠身懒动,

阴雨天气易加重,

便溏苔腻脉滑象。

【常见证候】胸闷微痛,痰多气短,阴雨天易发,形体虚胖,倦怠无力,大便溏泄,苔腻,脉滑。

【病因病机】痰湿内聚,胸阳不振,脉络不通,故胸痛重、心痛轻。痰多气短,痰浊内阻,脾失健运,故倦怠乏力、大便稀溏。苔、脉为痰浊闭阻证之表现。

【治则】豁痰泄浊,通阳开结。

【方药】枳实薤白桂枝汤(枳实、厚朴、瓜蒌、薤白、桂枝)合涤痰汤(半夏、天南星、陈皮、枳实、茯苓、人参、石菖蒲、竹茹、甘草、生姜)。

四、心肾阴虚

胸痛憋闷神不宁,

虚烦不寐头晕痛,

五心烦热盗汗行,

咽干口渴耳常鸣。

【常见证候】心痛憋闷,心悸不宁,虚烦不寐,头晕目眩,五心烦热,耳鸣,盗汗,咽干口渴,舌红少津,脉细数。

【病因病机】阴虚则血亏,心脉失养,故心痛心悸;心肾阴虚,水不济火,虚火上灼,故咽干口渴;头晕目眩、虚烦不寐、五心烦热、耳鸣、盗汗;舌、脉象均为阴虚证表现。

【治则】滋阴益肾,养血安神。

【方药】麦味地黄丸(生地黄、麦冬、五味子、山药、山萸肉、茯苓、泽泻、牡丹皮)加枸杞子、酸枣仁、丹参,或选用左慈丸(磁石、柴胡、石菖蒲、甘草加六味地黄丸)。

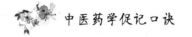

五、气阴两虚

> 胸闷隐痛时发作,
> 动则加剧症状多,
> 少气懒言身难过,
> 心悸虚烦苦诉说。

【常见证候】素体气阴不足,症状颇多,胸闷隐痛时作时止,气短乏力动则加剧,头晕目眩,易生虚汗,心悸虚烦,头身不适,难以诉说。

【病因病机】气阴亏耗日久,气虚则血行无力,阴虚则脉络瘀滞,均可致气血瘀滞,出现颇多不适。心脉失养故胸闷、隐痛、心悸;气阴两虚则乏力气短、倦怠懒言、出虚汗、头晕虚烦。

【治疗原则】益气养血,活血通络。

【方药】生脉散合人参养荣汤(人参、麦冬、五味子、白术、茯苓、炙甘草、熟地黄、当归、白术、陈皮、远志、生姜、大枣)。

六、心肾阳虚

> 胸闷气短胸背痛,
> 心悸自汗受寒重,
> 身倦肢冷懒行动,
> 法在益气振胸阳。

【常见证候】胸闷气短,重则胸痛彻背;心悸自汗,动则甚;神倦肢冷,面色苍白,唇甲色淡,舌淡或紫黯,脉细。

【病因病机】久病阳气虚衰,胸阳不振,气机受阻,血脉瘀滞,故胸闷气短,甚则胸痛彻背,遇寒加重;阳虚则寒,故肢冷乏力、面色苍白、自汗。

【治则】益气升阳,活血通络。

【方药】参附汤合右归饮(人参、附子、熟地黄、山萸肉、山药、枸杞子、杜仲、肉桂、甘草)。气滞血瘀甚者,加丹参、鸡血藤、桃仁、红花、乳香、没药。

第六节　不　寐

一、心脾两虚

多梦易醒心不宁,
食少神倦多健忘,
面色无华形如恙,
舌淡苔薄弱脉象。

【常见证候】睡眠不实,多梦易醒,心悸不宁,饮食无味,神疲健忘,面色无华,显病态,舌淡苔薄白,脉濡。

【病因病机】心主血,脾为生血之源。心脾两虚则心神失养,故多梦易醒;脾虚不运故饮食无味,面色无华,外形呈病态。

【治则】补益心脾养血安神。

【方药】归脾汤(人参、白术、茯苓、炙甘草、当归、黄芪、龙眼肉、酸枣仁、木香、远志、生姜、大枣)。可酌加柏子仁、夜交藤、龙骨、牡蛎。

二、阴虚火旺

见第四节。

三、心虚胆怯

虚烦不眠易受惊,

心悸气短神不宁。

【常见证候】虚烦不眠,多梦易醒,胆怯易惊,心悸气短乏力,心神不宁,舌淡,脉弦细。

【病因病机】心虚则心神不宁,胆虚则易惊恐,心虚胆怯故心烦失眠、心悸易惊,舌、脉为气血虚象。

【治则】益气镇惊,安神定志。

【方药】安神定志丸(人参、龙齿、茯苓、茯神、石菖蒲、远志)或用生龙齿 15 克、朱砂 3 克,共研细末,每次服 3 克,早、晚用温开水送服。

四、肝火扰心

彻夜不眠口干苦,

目赤耳鸣易烦怒,

头晕胀痛呼气粗,

便秘尿黄脉弦数。

【常见证候】入眠困难,口干口苦,目赤耳鸣,性急易怒,头晕胀痛,呼吸气粗,大便秘结,小便黄,苔黄,脉弦数。

【病因病机】情志不畅则郁怒伤肝,肝郁化火则上扰心神,故不寐易怒、口干口苦、目赤耳鸣、头晕胀痛;火热伤津故便秘尿黄;舌脉为肝火象。

【治则】清肝泻火安心神。

【方药】龙胆泻肝丸〔黄芩、龙胆草、栀子、木通、柴胡、当归、车前子(包煎)、泽泻、甘草、生地黄〕。实火便秘者,可加黄龙汤。

五、痰热扰心

入眠困难梦多醒,

胸闷痰多脘腹胀，

纳呆口苦头晕重，

苔腻脉滑心不宁。

简　释

【常见证候】失眠多梦，易醒，胸闷，痰多，脘腹胀，纳呆，口苦，头重眩晕，心绪不宁，苔腻，脉滑数。

【病因病机】素体脾虚食滞，气机不畅，聚湿生痰，郁而化火，痰热上扰故心绪不宁、失眠多梦易醒、口苦纳差、头重目眩；胃失和降故脘腹胀满；舌苔、脉象为痰湿象。

【治则】清热化痰安神。

【方药】黄连温胆汤（黄连、半夏、陈皮、枳实、竹茹、茯苓、甘草、生姜、大枣）。可酌加远志、龙骨、牡蛎。

六、肝血不足

阴虚阳亢头目眩，

心悸盗汗口咽干，

虚火扰心难入眠，

养血除烦心神安。

简　释

【常见证候】虚烦不得眠，心悸盗汗，头晕目眩，口燥咽干，舌淡少津，脉弦濡。

【病因病机】肝血不足而心失所养，故心烦难眠、心悸；肝血不足而虚火内动，阴虚阳亢，上扰心神，故头晕目眩。虚火上炎，故口燥咽干盗汗；舌、脉为肝血虚象。

【治则】养血安神，清热除烦。

【方药】酸枣仁汤（酸枣仁、知母、川芎、茯苓、甘草）。虚火甚者，加二至丸或加生地黄、白芍；盗汗多者，加五味子、浮小麦。

第七节 痴 呆

一、髓海不足

认知智能皆现笨，
神情木呆反应钝，
语不达意行动蠢，
重在呵护抚心神。

【常见证候】认知、智能、记忆力、计算能力、定向判断能力皆下降；神情木呆，语不达意，懒惰嗜睡；腰酸腿软，行动笨拙；舌淡苔薄，脉沉细。

【病因病机】此处只论后天因素。肾藏精主骨生髓，肾精亏损脑神经失养，则智力减退、呆木懒惰；骨失濡养故腰膝酸软、步履艰难；舌、脉为肾精不足象。

【治则】补肾填精，益精养神。

【方药】七福饮（熟地黄、人参、当归、白术、炙甘草、远志、酸枣仁）加石菖蒲、龙齿、茯神、珍珠、丹参等。

二、脾肾亏虚

少言语表情呆滞，
没记性欠缺认知，
形木讷动作钝迟，
口流涎纳呆少食。

【常见证候】表情呆滞，沉默寡言，记忆力和认知能力欠缺；外形木讷，动作迟钝,常流口涎,纳呆肢冷,肠鸣泄泻;舌淡苔薄,脉滑濡。

【病因病机】脾肾亏虚,脾乃气血生化之源。肾精不足则脑神失养,故呆滞木讷,认知力差;脾肾阳虚则运化失司,故五更泄泻,食少纳呆;舌、脉为脾肾两虚证表现。

【治则】补肾健脾,益气生精。

【方药】还少丹(熟地黄、枸杞子、山萸肉、肉苁蓉、巴戟天、小茴香、党参、杜仲、怀牛膝、楮实子、茯苓、山药、远志、五味子、补骨脂、肉蔻、大枣)。

三、痰浊蒙窍

神志恍惚不认路,

不识亲人犯糊涂,

哭笑无常乱出走,

痞满少食口涎流。

【常见证候】智力减退,神志恍惚,外出不知回家路,见了亲人不认识,哭笑无常,行动无目的,食少腹胀,口流涎,舌苔腻,脉滑。

【病因病机】平素饮食不节致脾胃受损,脾失健运而聚湿成痰,痰蒙心窍致脑神失聪,故神志恍惚常迷路、不识亲人、哭笑无常;脾胃不和,故食少腹胀流涎;舌、脉为脾虚痰郁证表现。

【治则】豁痰开窍,健脾化浊。

【方药】涤痰汤(制半夏、陈皮、茯苓、甘草、枳实、竹茹、制南星、人参、生姜)。痰浊稠、咽干口苦者,将制南星改为胆南星,并加瓜蒌、竹沥、远志、石菖蒲。

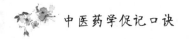

第八节 胃 痛

一、寒邪客胃

胃脘隐痛喜温揉,
肢冷畏寒温食舒,
痛时呕逆清水吐,
食冷过饱心口堵。

【常见证候】饮食不当或受寒凉而发胃病,痛时喜温、喜按揉;平时畏寒肢冷,喜温热;发病时呃逆吞酸,吐清水,心口发堵;苔白,脉滑。

【病因病机】古人云"脾胃之气怕寒凉",如寒邪客胃,阳气被遏而气机受阻;胃气上逆而胃痛,则呃逆吞酸、吐清水、心口发堵。

【治则】温中补虚,和胃止痛。

【方药】黄芪建中汤(黄芪、白芍、桂枝、炙甘草、生姜、大枣、饴糖)合理中汤(党参、白术、干姜、炙甘草),可加香附、高良姜。

二、肝气犯胃

心情不畅致肝郁,
肝木克土病及胃,
脘胁胀痛食乏味,
呃逆嗳气反酸水。

【常见证候】平素情绪易躁,肝气不疏,郁而犯胃致胃脘胀痛,连及胁肋,出现呃逆、嗳气吞酸、饮食乏味,苔白,脉弦。

【病因病机】情绪不稳,易躁易怒致肝郁气滞;横逆犯胃故胃脘胀痛、嗳气吞酸;胁肋为肝经循行部位,故连及胁肋疼痛。

【治则】疏肝理气,和胃止痛。

【方药】柴胡疏肝汤(柴胡、香附、枳壳、川芎、白芍、甘草)。痛甚者,加川楝子、延胡索、佛手;吞酸多者,加煅瓦楞、乌贼骨;胃脘胀甚者,加木香、香橼、厚朴。

三、瘀血内阻

胃脘刺痛有定处,

灼痛拒按较持久,

食后加重伴恶呕,

呕血黑便会时有。

【常见证候】胃脘刺痛,痛有定处,灼痛拒按,疼痛多较持久,食后加重,伴恶心呕吐,重时会呕血,出现黑便,苔白或黄,舌有瘀斑,脉弦涩。

【病因病机】胃病日久必有瘀血阻络,故胃脘刺痛、痛有定处,且较持久,痛时拒按;胃气受损则食后症状加重,伴恶心呕吐,重时可吐血,出现黑便;舌、脉为瘀血象。

【治则】活血化瘀,理气止痛。

【方药】失笑散加味(蒲黄、五灵脂、乳香、没药、丹参、当归、玄胡、三七粉)。出血重者,加白及、大黄炭;体虚者,加人参、黄芪、白术。

四、饮食积滞

胃脘疼痛嗳腐酸,

食不消化痛拒按,

腹胀呃逆大便难,

得矢便通病趋缓。

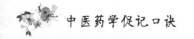

【常见证候】胃脘胀满疼痛,嗳腐吞酸,进食不消化,呃逆,大便不爽,得矢气或通便后即缓解,苔白腻,脉滑。

【病因病机】饮食不节,食滞中焦,脾胃运化失司故胃脘胀满疼痛、嗳腐吞酸、进食不消化、痛时拒按、大便不爽;舌、脉为食滞象。

【治则】消食导滞,和胃止痛。

【方药】保和丸(山楂、神曲、半夏、茯苓、陈皮、连翘、莱菔子)。腹胀甚者,加白术、枳壳;腹痛甚者,加白芍、炙甘草;大便不爽者,加大黄、芒硝。

第九节　泄　泻

一、感受外邪

(一)寒湿泄泻

泄泻似水来势急,
腹痛肠鸣伴呃逆,
寒热头痛酸肢体,
外感寒湿伤肠胃。

【常见证候】泄泻多清稀似水,来势较急,伴脘腹疼痛,肠鸣,恶心呕吐,呃逆,或寒热头痛,肢体酸痛,苔白或腻,脉滑。

【病因病机】外感风寒湿邪,侵袭脾胃,致运化失司,清浊不分,故泄泻清稀、肠鸣腹痛。寒湿内盛,肠胃气机受阻故见寒热表证,症见头闷肢困。胃气上逆,故恶心呕吐,呃逆。

【治则】解表散寒,芳香化湿。

【方药】藿香正气散(藿香、紫苏叶、白芷、桔梗、白术、厚朴、半夏、大腹皮、茯苓、陈皮、甘草、生姜、大枣)。表证重者,加荆芥、防风;湿重者,加苍术、薏苡仁。

(二)湿热泄泻

腹痛即泻粪臭秽,
排便不爽伴下坠,
肛门灼热身乏力,
脉象滑数苔厚腻。

【常见证候】腹痛即泻,泻下急迫,所排粪便气味臭秽。泻下不爽,常感里急后重。肛门灼热,乏力。苔厚腻,脉滑数。

【病因病机】湿热之邪侵袭胃肠致传化失常,故腹痛泄泻、暴注下迫;湿热黏滞故里急后重、大便不爽、粪色黄褐、气味秽臭;湿热下注故肛门灼热、心灼口渴、尿黄尿无力;舌、脉为湿热象。

【治则】清利湿热。

【方药】葛根黄连汤(葛根、黄连、黄芩、甘草)合芍药汤(黄芩、黄连、大黄、甘草、肉桂、木香、当归、槟榔)。

二、食滞肠胃

腹痛肠鸣泻后缓,
泻粪腐臭如败卵,
不思饮食脘腹满,
嗳气呕酸苔厚黏。

【常见证候】腹痛有肠鸣音,泻后痛减,大便臭如败卵,不思饮食,脘腹胀满,嗳气吞酸,苔厚黏腻。

【**病因病机**】饮食不节致食滞肠胃,气机失调致运化失司,故食滞腐败、腹痛肠鸣、泻下粪便臭如败卵;中焦不运致受纳无权,故不思饮食,腹胀痞满;舌象为食滞不运证表现。

【**治则**】消食导滞。

【**方药**】保和丸(见前)合枳实导滞丸(大黄、枳实、黄连、黄芩、神曲、白术、茯苓、泽泻)。

三、肝气乘脾

> 腹痛即泻痛不减,
> 情志恼怒相关联,
> 心烦胸闷胁肋满,
> 嗳气食少脉多弦。

【**常见证候**】腹痛即泻,泻后痛不减,发作多与情绪恼怒关联。平时易感心烦胸闷,胁肋胀满,嗳气食少,脉弦。

【**病因病机**】郁怒伤肝,肝失条达,横逆乘脾,脾失健运,故腹痛泄泻、泻后痛不减;肝气横逆,胃失和降,故胸胁痞满、嗳气少食;脉象为肝郁证表现。

【**治疗原则**】抑肝扶脾。

【**方药**】痛泻要方(白芍、白术、防风、陈皮)。脾虚甚者,加山药、扁豆;腹痛甚者,加川楝子、延胡索;反复发作者,加乌梅、木瓜、诃子。

四、脾胃虚寒

> 腹痛泄泻时常发,
> 不思饮食身疲乏,
> 食后脘胀不消化,

色淡苔白体质差。

【常见证候】大便溏泄反复发作,胃脘隐痛,喜温喜按,畏寒肢冷,不思饮食,神疲乏力;进食后腹部不适,不消化;平素体质较差,舌淡苔白,脉濡。

【病因病机】脾胃虚弱则脾气不能升发,运化失司故大便溏泄;脾胃无力运化故不思饮食,胃脘胀闷,食后不消化;久泻致营养不良故神疲乏力,体质较差;脾胃阳虚,中寒内生,阳气不达四肢故畏寒肢冷;舌、脉为脾胃气虚象。

【治则】健脾益气,化湿止泻。

【方药】参苓白术散(人参、白术、茯苓、炙甘草、山药、扁豆、薏苡仁、桔梗、莲子肉、砂仁、陈皮、大枣),可酌加理中丸或补中益气丸。

五、肾阳虚寒

黎明之前五更泻,

腰腹恶寒喜温热。

【常见证候】每到黎明时即脐下作痛,肠鸣即泻,泻后得安,即为五更泻;平时腹恶寒,腰背怕冷,喜暖;舌淡苔白,脉滑迟。

【病因病机】脾肾阳虚,寒湿内盛,黎明之时阳气被阴寒遏阻,不能固摄故泄泻;泻后寒湿即减,腑气通故觉安;平时恶寒喜温是脾肾阳虚不能温煦之故;舌、脉为阳虚象。

【治则】温肾暖脾,固涩止泻。

【方药】四神丸(补骨脂、肉豆蔻、吴茱萸、五味子、生姜、大枣),可酌加诃子肉、黄芪、赤石脂。

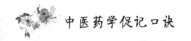

第十节 便 秘

一、热结便秘

大便干燥尿短赤，
咽干口臭眼多眦，
身热心烦欲冷食，
舌红无津苔黄滞。

简释

【常见证候】大便干结，小便短赤，咽干口臭，眼多眦糊，身热心烦，欲进冷食，舌红无津，苔黄腻。

【病因病机】肠胃积热，耗伤津液，故大便干结、小便短赤；邪热内盛故咽干口臭，眼多眦糊，身热心烦，欲进冷食；津伤则舌红苔黄腻。

【治则】清热、润肠、通便。

【方药】调胃承气汤（大黄、甘草、芒硝）合增液汤（生地黄、玄参、麦冬）。

二、气滞便秘

大便秘结腹满痛，
嗳气频作胸胁胀，
饮食减少多出恭，
苔薄黄腻脉弦长。

简释

【常见证候】大便秘结排出困难，腹满疼痛，嗳气频作，胸胁痞闷，食少纳呆，肠鸣多矢气，苔薄黄腻，脉弦长。

【病因病机】肝气郁滞，气机不和，肝木乘脾土，传导失常，故大便秘结、腹满胀痛、嗳气频作、胸胁痞满;脾失健运故食少纳呆、肠鸣多矢气;舌、脉象为肝郁证表现。

【治则】顺气行滞。

【方药】六磨汤(沉香、木香、槟榔、乌药、枳实、大黄)。大便干结甚者,加火麻仁、杏仁、郁李仁;热重者,加黄芩、栀子。

三、气虚便秘

大便不爽费力气,

神疲乏力体质虚。

【常见证候】面色㿠白,胃纳不佳,虽有便意但难以排出,平素神疲乏力,苔薄白,舌质淡,脉濡。

【病因病机】脾气虚则气血不足,故面色㿠白;水谷运化和传导失常故胃纳不佳,虽有便意但难以排出;四肢肌肉失养故神疲乏力;舌、脉为气虚象。

【治则】补气健脾。

【方药】黄芪汤(黄芪、陈皮、火麻仁、白蜜),可加补中益气汤合五仁丸。

四、血虚便秘

面苍白头晕眼花,

心动悸大便难下,

唇无华忘性较大,

营血虚肠欠润滑。

【常见证候】大便干结,面颊口唇苍白无华,头晕眼花,心悸健忘,舌淡

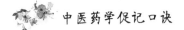

苔薄白,脉细。

【病因病机】营血不足,不能滋润大肠,肠道干涩,故大便干结;血虚不能上濡故面颊口唇苍白,头晕眼花;心悸健忘乃心失所养;舌、脉为血虚象。

【治则】养血润燥。

【方药】润肠丸(当归、生地黄、火麻仁、桃仁、枳壳),可酌加何首乌、肉苁蓉和五仁丸。

五、阴虚便秘

颧红消瘦午后热,

大便不爽常干结,

头晕盗汗眼干涩,

心悸口干少津液。

【常见证候】形体消瘦,颧红,午后低热,大便不爽常有干结,头晕盗汗,眼干涩,心悸,口干唾液少,舌红少津,苔薄白,脉沉细。

【病因病机】肝肾阴虚肠道干涩,故大便不爽干结;阴精不足不能上荣,故头晕、眼干涩;虚火内动,故颧红、午后低热、口干、唾液少;舌、脉为阴虚象。

【治则】滋阴补肾。

【方药】六味地黄汤合增液汤。

六、阳虚便秘

排便困难大便干,

小便清长面晦暗,

喜温畏寒背冷酸,

四肢不温脉迟缓。

【常见证候】大便干结,排便困难,小便清长,面色晦暗,喜温畏寒,腰背酸冷,四肢不温,舌淡,脉迟缓。

【病因病机】肾阳虚衰,温煦无权,阴寒内结致传导失常;糟粕内停而干结故难排出;阳虚则寒故喜温恶寒,四肢不温;肾阳虚则小便清长,面色晦暗;舌、脉乃阳虚证表现。

【治则】温阳通便。

【方药】济川煎(当归、牛膝、肉苁蓉、泽泻、升麻、枳壳)合温脾汤。

第十一节　胁　痛

一、肝气郁结

> 胸胁胀痛游走窜,
> 情志变动随增减,
> 食少嗳气神疲倦,
> 胸闷烦躁脉长弦。

【常见证候】情绪烦躁,胸胁胀痛,且疼痛游窜无定处,病情多随情志变动而增减。食纳不佳,嗳气呃逆,神疲倦怠。苔薄,脉弦长。

【病因病机】情绪烦躁致肝气郁结,而失条达;脉络阻滞故胸胁胀痛;气属无形,聚散无常,走窜不定,故病情随情志变化而增减;肝气犯胃故嗳气食少,神疲力倦;舌、脉为肝郁象。

【治则】疏肝理气,通络止痛。

【方药】柴胡疏肝汤(见本章第八节)。胸痛甚者,加川楝子、郁金、青皮、瓜蒌;嗳气纳差者,加藿香、砂仁。

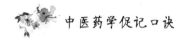

二、瘀血阻络

胸痛如刺有定处，

夜静痛甚拒按揉，

胸胁肋下有痞堵，

舌紫脉涩瘀血阻。

 简 释

【常见证候】胁肋刺痛，痛有定处，入夜更甚，胁肋下痞块硬痛拒按，舌紫脉涩。

【病因病机】肝郁日久致气滞血瘀、络痹不通，故有刺痛且有定处；血为阴故入夜加重；瘀血久滞不散，则渐成痞块、硬痛拒按；舌、脉为瘀血阻络证表现。

【治则】活血祛瘀，通络止痛。

【方药】血府逐瘀汤(见本章第四节)。胁下有痞块者，可加三棱、莪术。

三、肝胆湿热

右胁痛咽干口苦，

胸胀闷纳呆恶呕，

胃脘胀呃逆不舒，

心烦躁少寐黄溲。

 简 释

【常见证候】右胁疼痛，咽干口苦，胸闷纳呆，恶心欲呕，胃胀呃逆不舒，心烦少寐，身黄尿黄，苔黄腻，脉滑。

【病因病机】湿热蕴结于肝胆，肝失疏泄，胆气上逆，故胁痛口苦；湿热中阻，脾胃升降失常，故胸闷纳呆、恶心欲呕；胆汁外溢故身黄尿黄。

【治则】清利湿热，疏肝利胆。

【方药】龙胆泻肝丸(见本章第六节)。黄甚者,加茵陈、虎杖、栀子;胁痛甚者,加郁金、川楝子、元胡;大便秘结者,加大黄、芒硝。

四、肝阴不足

> 胁肋隐痛缠绵绵,
> 遇劳加重口咽干,
> 心中烦热头目眩,
> 舌红少苔脉细弦。

【常见证候】胁肋隐痛缠绵不休,遇劳加重,口干咽燥,心中烦热,头晕目眩,舌红少苔,脉细弦。

【病因病机】肝郁化热耗伤肝阴,久病体虚肝血亏损,肝络失养,故胁肋隐痛缠绵不休,遇劳加重;阴虚内热故咽干口燥,心中烦热;精血虚不能上荣,故头晕目眩。

【治则】滋养肝阴,柔肝止痛。

【方药】一贯煎(沙参、麦冬、生地黄、川楝子、枸杞子、当归)。心烦者,加栀子、酸枣仁;头晕眩者,加山萸肉、菊花。

第十二节　黄　疸

一、阳黄

(一)热重于湿

> 身目黄染如橘色,
> 尿深心烦身发热,

胁腹胀痛伴呕呃,

苔黄厚腻口干渴。

【常见证候】黄疸初期身目俱黄,色鲜如橘,尿色深褐,烦渴身热,胁肋胀痛伴恶心、呕吐、呃逆,苔黄厚腻,脉滑数。

【病因病机】湿热熏蒸肝胆,胆汁外溢肌肤,故身目黄染;热重于湿,耗伤胃津,故口干口渴;湿热中阻致脾失健运,胃失和降,故胁肋胀痛、恶心呃逆;舌、脉为湿热象。

【治则】清热利湿。

【方药】茵陈蒿汤(茵陈、栀子、大黄)。胁痛胀者,加柴胡、郁金、川楝子;恶心呃逆者,加竹茹、陈皮。

(二)湿重于热

肤目黄染色非鲜,

头重身沉肢体倦,

口苦咽干腹胀满,

恶心呕吐纳食厌。

【常见证候】身目黄染,色淡不鲜明,头重身沉,肢体倦怠,口苦口干,脘腹胀满,恶心呕吐,纳呆,苔黄腻,脉滑。

【病因病机】湿为阴邪,故黄染不如热重时的色泽;头重身沉、肢体倦怠是湿浊郁阻于内,清阳不得宣发之故;湿阻脾胃致运化失司,故脘腹胀满、食少纳呆;湿浊上逆,故恶心呕吐、口干口苦。

【治则】利湿化浊,清热退黄。

【方药】五苓散加味(茵陈、白术、茯苓、猪苓、泽泻、桂枝)。湿重腹胀者,加苍术、厚朴。

二、阴黄

黄染晦暗如烟熏，

纳少便溏腹胀闷，

畏寒喜温身乏困，

舌淡苔腻脉细沉。

【常见证候】皮肤眼球黄染，色暗如烟熏，纳少，大便溏，脘腹胀闷，怕冷喜温，身困乏力，舌淡苔腻，脉细沉。

【病因病机】寒湿郁滞脾胃，肝失条达阳气不宣，故肤黄色暗如烟熏；寒湿困脾运化失司，故纳少便溏、脘腹胀闷；寒湿遏阳，故畏寒喜温，神倦乏困。

【治则】疏肝健脾，温化寒湿。

【方药】茵陈附子汤（茵陈、附子、白术、干姜、甘草），可酌加郁金、茯苓、泽泻。

三、急黄

起病急剧身速黄，

高热烦渴神谵妄，

衄血便血胁胀痛，

躁动喘促现危象。

【常见证候】起病急剧，黄染迅速加深，高热烦渴，神昏谵妄，衄血便血，肌肤出现瘀斑，胁肋胀痛，躁动不安，呼吸喘促，呈现危象。

【病因病机】急黄亦称瘟黄，起病急剧，湿热炽盛迫使胆汁外溢，故全身急骤发黄；热毒壅盛，故高热烦渴、谵语妄动；热毒迫血妄行，故出现衄血

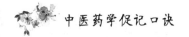

便血,肌肤出现瘀斑;热毒阻滞气机,故胁痛腹胀、躁动不安、呼吸喘促,呈危象。

【治则】清热解毒,凉血开窍。

【方药】三黄解毒汤(茵陈、栀子、黄芩、黄柏、黄连、板蓝根、石菖蒲、生大黄)加味,可酌加生地黄、玄参、牡丹皮、赤芍等。出血者,加白茅根、茜草。

第十三节　中　风

一、中经络

(一)脉络虚风邪入中

> 口眼㖞斜事突然,
> 肌肤麻木口流涎,
> 或见发热和恶寒,
> 肢体不遂半身瘫。

【常见证候】突发口眼㖞斜,肌肤麻木不仁,可有言语不利,口角流涎,甚则半身不遂,或见恶寒发热,肢体拘急,关节酸痛,苔厚白,脉弦细。

【病因病机】正气不足、脉络空虚,风邪乘虚而入,阻滞经脉,气血痹阻,运行不畅,肢体筋脉失养,故口眼㖞斜、口角流涎、肌肤麻木不仁,甚则半身不遂、语言不利;风邪外袭,营卫不和,故恶寒发热、肢体拘急、关节酸痛。

【治则】祛风通络,活血和营。

【方药】大秦艽汤(秦艽、当归、甘草、羌活、防风、白芷、熟地黄、茯苓、石膏、川芎、白芍、独活、黄芩、生地黄、白术、细辛),可酌加全蝎、白附子。

（二）肝肾阴虚风痰上扰

口眼㖞斜半身瘫，
语言不利头目眩，
失眠多梦喉有痰，
舌红少苔脉数弦。

【常见证候】突然发生口眼㖞斜，半身不遂，言语不利，头昏目眩，失眠多梦，喉中有痰，舌红少苔，脉弦滑数。

【病因病机】肝肾阴虚，不能潜阳，则肝阳上亢，故头晕目眩、失眠多梦；肝风夹痰走窜经络，故口眼㖞斜、半身不遂、语言不利。舌、脉为阴虚阳亢证。

【治则】滋阴熄风，化痰通络。

【方药】镇肝熄风汤（牛膝、生龙骨、生牡蛎、生龟甲、生白芍、玄参、川楝子、生赭石、天冬、麦冬、茵陈、甘草）。头痛重者，加石决明、菊花；痰盛者，加竹沥、天竺黄、胆南星。

二、中脏腑

（一）闭证

1. 阳闭

阳闭阴闭共有证，
突然昏仆人不醒，
牙关紧闭半身痉，
两手握固便不通，
阳闭突出是阳亢，

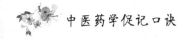
面赤身热扒衣裳,

气粗口臭狂躁动,

舌苔黄腻神不宁。

【常见证候】突然昏仆,不省人事,半身不遂,牙关紧闭,两手握固,大小便闭,肢体强痉,面赤身热,气粗口臭,躁扰不宁,舌苔黄腻,脉玄滑而数。

【病因病机】肝阳暴张,阳亢风动,气血上逆,夹痰夹火,蒙蔽清窍,故突然昏仆、不省人事;内风夹痰火,火性迫急,窜络伤津,筋脉拘急,故半身不遂、牙关紧闭、两手握固;火热内蒸故面赤身热、气粗口臭、躁动不安、欲扒衣裳。

【治疗原则】辛凉开窍,平肝熄风,豁痰。

【方药】首先灌服(鼻饲)至宝丹,以辛凉开窍,并用羚羊角钩藤汤(羚羊角、桑叶、川贝母、生地黄、钩藤、菊花、白芍、生甘草、鲜竹茹、茯神)加减。痰多者,加竹沥、天竺黄、胆南星;抽搐者,加全蝎、蜈蚣、僵蚕;便秘者,加大黄、芒硝、枳实。

2. 阴闭

阴闭突显痰湿盛,

面白唇青痰涎壅,

四肢不温无躁动,

舌苔白腻神安宁。

【常见证候】突然昏仆,不省人事,半身不遂,牙关紧闭,两手紧握,大小便闭,肢体强痉,并见面白唇青,痰涎壅盛,四肢不温,静卧不躁,舌苔白腻,脉沉滑而缓。

【病因病机】痰湿壅盛,肝风夹痰涎横窜经络,上蒙清窍,闭塞气机,故突然昏仆、不省人事;痰涎壅盛,故大小便闭;风痰窜络致筋脉拘急,故半身不遂、牙关紧闭、两手握固、肢体强痉;痰浊阻滞致阳气不能温煦,故面白唇青、四肢不温、静卧不躁。

【治则】辛温开窍,除痰熄风。

【方药】首先灌服(鼻饲)苏合香以辛温开窍,并用涤痰汤(法半夏、制南星、陈皮、枳实、茯苓、人参、竹茹、甘草、生姜、大枣)加天麻、僵蚕、钩藤。

(二)脱证

突然昏仆人不醒,

目合口开低鼾声,

二便自遗虚汗淌,

肢瘫手撒肌肤凉。

【常见证候】突然昏仆,不省人事,目合口开,有低微鼾声,手撒肢冷,常淌虚汗,二便自遗,肢体瘫痪,舌痿,脉微。

【病因病机】正气虚脱,元气衰弱,阴阳不相维系致清窍失养,神无所倚,故突然昏仆、不省人事、目合口开、鼾声低微、手撒肢冷、二便自遗、肢体瘫痪、淌虚汗;舌、脉为虚脱危象。

【治则】益气、回阳、固脱。

【方药】参附汤(人参、附子)加龙骨、牡蛎。汗多者,加黄芪、五味子、山萸肉。

第十四节　眩　晕

一、肝阳上亢

眩晕耳鸣头胀痛,

急躁易怒面潮红，

口苦难寐眠多梦，

舌红苔黄脉弦长。

 简 释

【常见证候】眩晕耳鸣，头痛目胀，急躁易怒，遇恼怒即加重，面色潮红，口苦，失眠多梦，舌红苔黄，脉滑较弦长。

【病因病机】肝气郁结，郁而化火，肝阴受伤，肝阳上亢而上扰清窍，故眩晕耳鸣、头痛目胀、面色潮红；肝阳妄动而内扰心神，故失眠多梦、烦躁易怒；肝失疏泄而肝气上逆，故口苦；舌、脉为肝阳上亢证表现。

【治则】平肝潜阳。

【方药】天麻钩藤汤(天麻、钩藤、石决明、川牛膝、桑寄生、杜仲、黄芩、益母草、朱茯神、首乌藤)加菊花、白蒺藜。肝火旺者，加龙胆草、牡丹皮；肝风盛者，加珍珠母、龙骨、牡蛎。

二、肾精不足

腰膝酸软眩晕耳鸣，

精神萎靡阳痿遗精，

神疲懒作失眠健忘，

偏阴偏阳当心辨清。

 简 释

【常见证候】眩晕耳鸣，腰膝酸软，精神萎靡，阳痿遗精，神疲乏力，失眠健忘；偏阴虚者伴五心烦热，舌红少苔，脉细数；偏阳虚者伴畏寒肢冷，舌淡，脉沉迟细。

【病因病机】肾精不足，脑髓空虚，故眩晕耳鸣、腰膝酸软；肾精亏损则神疲乏力、精神萎靡、阳痿遗精、失眠多梦；若偏阴虚，阴虚生内热，故五心烦热，舌、脉为阴虚象；若偏阳虚，阳虚则寒，故畏寒肢冷，舌、脉为阳虚象。

【治则】偏阴虚者，宜滋阴补肾；偏阳虚者，宜温阳补肾。

【方药】偏阴虚者,用左归丸(熟地黄、山萸肉、山药、枸杞子、菟丝子、鹿角霜、龟板胶、川牛膝);偏阳虚者,用右归丸(熟地黄、山萸肉、山药、枸杞子、菟丝子、鹿角霜、杜仲、附子、肉桂、当归)。

三、心脾两虚

面色苍白唇甲淡,

神疲健忘懒语言,

眩晕心悸常失眠,

力不从心食纳减。

【常见证候】面色苍白,唇甲淡白,神疲健忘,懒言少语,眩晕心悸,经常失眠,力不从心,食少纳呆,舌淡苔薄,脉濡。

【病因病机】心脾两虚,气血不足,不能上荣于脑,故眩晕;"心主血脉其华在面",心血不足,故面色苍白、唇甲淡白;脾虚而运化失司,故食少纳呆、力不从心、神疲健忘、懒言;血虚而不养心,故心悸失眠。

【治则】补气养血。

【方药】归脾汤(见本章第六节)。

四、痰浊中阻

头重如蒙眩晕痛,

胸闷痰多心悸慌,

恶心欲吐身懒动,

饮食减少喜卧床。

【常见证候】眩晕,头重如蒙,胸闷痰多,心悸心慌,恶心欲吐,身困懒动,饮食减少,苔白腻,脉濡滑。

【病因病机】痰浊中阻,清阳不升,浊阴不降,上蒙清窍,内扰心神,故眩晕、头重如蒙、心悸心慌;湿邪郁滞致气机不畅,脾失健运,故胸闷痰多、恶心欲呕、饮食减少、身疲懒动、喜卧床。

【治则】燥湿祛痰,健脾和胃。

【方药】半夏白术天麻汤(半夏、白术、天麻、陈皮、茯苓、甘草、生姜、大枣)。眩晕甚者,加代赭石、泽泻、车前子;脘闷不食者,加砂仁、麦芽;有火者,加黄芩、黄连。

第十五节　头　痛

一、外感头痛

(一)风寒头痛

头痛时作牵项背,
如遇风寒痛加剧,
常喜裹头恶风袭,
苔白脉浮怕冷气。

简释

【常见证候】头痛时有发作,发作时可牵及项背,如遇风寒外袭则头痛加重,常喜裹头,怕受风寒,苔白,脉浮。

【病因病机】风寒束表,使阳卫不得宣达,故恶风寒;如风寒外袭,则头痛加剧,且牵及项背;足太阳膀胱经循行于项背至巅顶,营卫失调,卫气不足,故喜裹头以御风寒外袭。

【治则】疏风散寒。

【方药】川芎茶调散(川芎、荆芥、防风、细辛、白芷、薄荷、甘草、羌活),

可酌加制川乌、制草乌、制附子等。

（二）风热头痛

头胀痛甚则如裂，

面红赤恶风发热，

风热袭燥伤津液，

口鼻干欲饮祛邪。

简 释

【常见证候】头痛而胀，甚则胀痛如裂，面色红赤，发热恶风，风热伤津，口鼻干燥，欲冷饮缓解，舌红苔薄黄，脉浮数。

【病因病机】热为阳邪，夹风上扰清窍，故头痛而胀，甚则胀痛如裂；邪热耗伤津液，故口鼻干燥、欲饮冷祛邪；热邪客表，故发热恶风；热邪上炎，故面红目赤；舌、脉为风热之象。

【治疗原则】疏风清热。

【方药】桑菊饮（桑叶、菊花、连翘、薄荷、甘草、杏仁、桔梗、芦根）加白芷、蔓荆子、川芎。大便干、口鼻生疮者，加大黄、芒硝。

（三）风湿头痛

头痛如裹昏沉闷，

胸闷纳呆肢体困，

二便失调气不顺，

舌苔白腻脉滑沉。

简 释

【常见证候】头痛如裹，昏胀沉重，肢体困倦，胸闷纳呆，小便不利，大便稀溏，舌苔白腻，脉滑沉。

【病因病机】湿为阴邪，其性重浊黏滞，风湿外感上袭巅顶，致清窍被

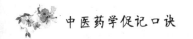

蒙;清阳不升,故头痛如裹、昏胀沉重;脾司运化而主四肢,脾为湿困,故肢体困倦;湿阻中焦,故胸闷纳呆;湿浊内蕴,气化不利,致清浊不分,故小便不利、大便或溏;苔、脉为湿象。

【治则】祛风胜湿。

【方药】羌活胜湿汤(羌活、独活、川芎、蔓荆子、防风、藁本、炙甘草)。湿重纳呆胸闷者,加厚朴、陈皮、苍术。

二、内伤头痛

(一)肝阳头痛

头疼痛伴发晕眩,

心动怒烦躁失眠,

胁肋痛目赤红脸,

舌苔黄脉象长弦。

【常见证候】头痛而眩,心烦易怒,失眠,胁肋疼痛,目赤脸红,泛恶口苦,舌红苔黄,脉弦长有力。

【病因病机】肝血不足,阴不涵阳,肝阳上亢,故头痛目眩;肝火偏亢,上扰心神,故心烦易怒、失眠;肝开窍于目,肝阳偏亢,故目赤脸红;肝胆之气横逆,胃失和降,故口苦、胁肋疼痛。

【治则】平肝潜阳。

【方药】升麻钩藤汤(见本章第十四节)。

(二)肾虚头痛

头脑空痛眩晕耳鸣,

腰膝酸软带下遗精。

【常见证候】头脑空痛,眩晕耳鸣,腰膝酸软,带下遗精,舌红少苔,脉沉细无力。

【病因病机】脑为髓之海,其主在肾,肾精亏虚,则脑海失养,故头脑空痛、眩晕耳鸣;腰为肾之府,肾虚失养,则腰膝酸软;肾虚精关不固,故男子遗精、女子带下;舌、脉为肾虚象。

【治则】滋补肾气。

【方药】金匮肾气丸(熟地黄、山药、山萸肉、茯苓、泽泻、牡丹皮、附子、肉桂、枸杞子、杜仲、当归)加味。

(三)痰浊头痛

头痛昏蒙胸膈满,

苔腻脉滑呕痰涎。

【常见证候】头痛昏蒙,胸膈满闷,呕恶痰涎,舌苔白厚腻,脉滑濡。

【病因病机】痰湿阻滞中焦,清阳不升,故头痛昏蒙、胸膈满闷,上逆则呕恶痰涎;舌、脉为痰浊内停象。

【治则】健脾化痰。

【方药】二陈汤(制半夏、苍术、白术、天麻、茯苓、泽泻、陈皮、神曲、麦芽)加减。

(四)瘀血头痛

头痛如锥夜间重,

痛点持续不移动,

头有瘀血或外伤,

舌有紫斑脉涩象。

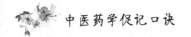

【常见证候】头痛如针刺,痛处固定,每当夜间加重,或头部有外伤史,舌色暗紫,有瘀点,脉细涩。

【病因病机】跌扑损伤,瘀血内停,或久病入络,气滞血瘀致脉络瘀阻,故头痛如针刺;瘀血留滞,故痛处固定;血属阴,故夜间加重;舌、脉为瘀血象。

【治则】活血化滞。

【方药】通窍活血汤(赤芍、川芎、桃仁、红花、麝香、老葱、大枣、生姜、酒)加减。气血不足者,加黄芪、当归;头痛甚者,加全蝎、蜈蚣。

第十六节　水　肿

一、阳水

(一)风水泛滥

眼睑浮肿继全身,
发展较快表证跟,
尿少咳嗽身乏困,
脉象变化随肿寻。

【常见证候】眼睑浮肿,继之全身皆肿,发展较快,且有恶风寒、发热等表证表现伴随,小便不利,尿少色黄,舌苔、脉象随肿情而变化。

【病因病机】风邪外袭,肺气不宣,不能通调水道,下输膀胱,风水相搏,流溢于肌肤,故发为水肿;膀胱气化失常,故小便不利;风为阳邪,性喜上扬,善行数变,故水肿自上而下,很快遍及全身;风邪袭表,故有恶风寒、发热表证表现;肺气不宣,则咳喘身困;舌、脉随肿情而变化。

【治则】祛风解表,宣肺行水。

【方药】越婢加术汤(麻黄、石膏、白术、大枣、生姜、甘草),酌加白茅根。咳喘重者,加桑白皮、葶苈子。

(二)水湿浸渍

全身水肿按没指,

胸闷恶呕厌饮食,

身重体倦力不支,

舌苔白腻脉沉迟。

【常见证候】全身水肿,按之没指,胸闷,呕恶,厌食,身重体倦,舌苔白,脉象沉迟。

【病因病机】水湿之邪浸渍肌肤,故全身水肿;水湿内聚膀胱,气化失司,故尿少;肿势日甚,故按之没指;湿邪困脾,运化失司,故胸闷、身重、体倦无力、呕恶厌食;舌、脉为水湿不运之象。

【治则】通阳利水。

【方药】五苓散(茯苓、猪苓、白术、泽泻、桂枝)合五皮饮(桑白皮、陈皮、大腹皮、茯苓皮、生姜皮)加减。上半身肿而喘者,加麻黄、杏仁;下半身肿甚者,加防己、厚朴、苍术、牛膝。

(三)湿热壅盛

遍身浮肿肤光亮,

胸闷气喘脘腹胀,

烦热口渴尿不畅,

大便干结苔腻黄。

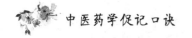

【常见证候】遍身浮肿,皮肤亮而薄,胸闷气喘,脘腹胀满,烦热口渴,小便短赤不畅,大便干结,舌苔黄腻,脉沉数。

【病因病机】水湿泛滥,故全身水肿、皮薄而亮;湿热熏蒸,气化不利,故小便短赤不畅、大便干结;水邪迫肺,肺失肃降,故气喘;舌、脉为湿热内盛之象。

【治疗原则】分利湿热。

【方药】疏凿饮子(商陆、泽泻、赤小豆、椒目、茯苓皮、槟榔、羌活、秦艽、生姜)加减。腹胀、大便干结者,加大黄、枳实;热甚者,加连翘、竹叶;尿血者,加白茅根。

二、阴水

(一)脾阳虚

水肿腰以下为著,
按之凹陷难恢复,
脘闷便溏食不舒,
面黄神疲尿短溲。

【常见证候】水肿以腰以下为甚,按之凹陷不易恢复,脘闷腹胀,纳减便溏,面色萎黄,神疲肢倦,尿溲短少,舌质淡,脉沉缓。

【病因病机】中阳不足,脾失健运,不能制水,下焦水湿泛滥,故水肿,腰以下为甚,按之凹陷不易恢复;运化无力,故脘腹胀、便溏、纳差、食不舒;气血生化不足,营养不良,故神疲肢倦、面色萎黄、尿溲短少;舌、脉为脾阳不足之象。

【治则】温脾阳,健运利水。

【方药】实脾饮(白术、附子、干姜、甘草、木瓜、大腹皮、茯苓、厚朴、木香、草果、大枣、生姜)。水湿过重者,加桂枝、猪苓、泽泻;气虚者,加党参。

(二)肾阳虚

下身水肿按凹陷,

腰腿酸冷痛畏寒,

尿少神疲肢体倦,

脉细苔白舌胖淡。

【常见证候】水肿,以下身尤甚,按之凹陷,腰腿酸冷,疼痛畏寒,尿少,神疲肢困,舌质淡胖,苔白,脉细迟。

【病因病机】肾阳虚衰,阴盛于下,故水肿,腰以下尤甚,按之凹陷;腰为肾之府,肾阳虚水湿内盛,命门火衰,故腰腿酸冷、疼痛畏寒、神疲肢困;肾阳虚气化不利,故尿少;舌、脉为水湿内停之象。

【治疗原则】温补肾阳,化气行水。

【方药】真武汤(附子、干姜、白术、白芍、茯苓)。虚寒甚者,加肉桂、巴戟天;喘息者,加党参、五味子、牡蛎。

第十七节　淋　证

一、热淋

小便频数短涩,

排尿刺痛灼热,

少腹坠胀急切,

寒热大便干结。

【常见证候】小便频数短涩,排尿时有刺痛灼热感,少腹坠胀,尿色赤黄,腰痛拒按,或见寒热往来,口苦呕恶,大便干结,舌红,苔黄腻,脉滑数。

【病因病机】湿热蕴结下焦,膀胱气化不利,故见尿频尿急、短涩黄赤、有灼痛;热郁气滞,则尿少不畅、少腹坠胀;湿热伤肾,则腰痛拒按;少阳证见寒热往来,口苦呕恶;热结于里,则大便干结;舌、脉所示为湿热之证。

【治则】清热利湿,通淋止痛。

【方药】八正散(萹蓄、栀子、木通、瞿麦、甘草、滑石、车前子、大黄、灯心草)。寒热口苦呕恶者,加柴胡、黄芩;大便干结者,加大黄、枳实;发热甚者,加石膏、知母。

二、石淋

尿中时现夹石砂,

排尿突断时又撒,

尿痛时作不畅达,

腰腹绞痛常突发。

【常见证候】尿中有时夹砂石,尿时涩痛,或排尿时突然中断但仍有尿意,过会儿又排出尿液;平时出现尿痛时多排尿不畅,一旦尿道刺痛窘迫、少腹拘急,可突发腰腹绞痛难忍、尿可带血;舌红,苔薄黄,脉弦紧。

【病因病机】平素饮水不足,出现湿热煎熬,砂石内积,膀胱气化不利,故小便涩痛;砂石阻塞水道,故排尿中断,如砂石冲出则尿随即排出,可有尿中带血,砂石阻闭则可致腰腹绞痛;舌、脉象为湿热蕴结之表现。

【治疗原则】清热利湿,通淋排石。

【方药】石韦散(石韦、冬葵子、瞿麦、滑石、车前子、海金砂)加减。尿中带血者,加小蓟、白茅根、藕节;热甚者,加蒲公英、大黄、黄芩、金银花。

三、血淋

(一)实证

尿色红赤且频急，
排尿灼热痛涩剧，
甚夹血块夜难寐，
舌红苔黄脉滑疾。

【常见证候】尿色红赤，尿频尿急，小便灼热，涩痛剧烈，甚则夹血块，心烦不寐，舌红苔黄，脉滑数疾。

【病因病机】湿热下注于膀胱，热盛伤络则迫血妄行，故尿色红赤、小便灼痛或夹血块，出现尿频、尿急、涩痛；热扰心神，故心烦不寐；舌、脉示热盛象。

【治则】清热通淋，凉血止血。

【方药】小蓟饮子(小蓟、生地黄、滑石、木通、竹叶、炒蒲黄、藕节、当归、栀子、甘草)加减。若血不止者，加仙鹤草、琥珀粉。

(二)虚证

虚证尿色呈淡红，
尿痛涩滞比较轻，
腰膝酸软懒行动，
舌红少苔脉细象。

【常见证候】尿色淡红，尿痛涩滞，较轻时感腰膝酸软，懒于行动，舌质红，少苔，脉细数。

【病因病机】脾肾亏虚,故尿色淡红、腰膝酸软、懒动;舌、脉呈虚象。

【治则】补肾健脾。

【方药】滋补肾阴用知柏地黄丸;健脾用补中益气汤加金钱草、海金砂。

四、气淋

实证郁怒致尿淋,

小便涩滞不通顺,

小腹满痛脉弦沉,

虚证腹坠痛迫甚,

面白少华气亏损,

舌淡苔白脉虚沉。

【常见证候】实证多见于郁怒之后,小便涩滞,淋漓不已,少腹胀满疼痛,苔薄白,脉沉弦;虚证可见少腹坠胀,作痛,尿后余沥,面白少华,舌淡,脉虚细沉。

【病因病机】实证多因肝郁怒而失条达,气机郁滞,膀胱气化不利,故尿淋漓涩滞;肝经循行少腹会阴,肝郁化火,蕴阻不通,故少腹满闷胀痛。虚证多病久耗伤中气,故见腹部坠痛、面白无华。舌、脉提示气虚。

【治则】实证理气疏导,通淋利尿;虚证补中益气,利水通淋。

【方药】实证用沉香散(沉香、石韦、滑石、当归、瞿麦、白术、甘草、冬葵子、王不留行)加减;虚证用补中益气汤加减。

五、膏淋

实证尿浊色乳白,

或伴絮状物凝块,

虚证病久体质衰,

淋脂涩痛无力脉。

【常见证候】实证可见小便混浊,尿色乳白如米泔水,或伴有絮状凝块,甚则小便黏稠,沉淀后有浮油,尿道热涩疼痛,舌红苔腻,脉濡数;虚证可见病久不愈,淋出如脂,有涩痛,形体消瘦,腰膝酸软,头昏乏力,舌淡,苔薄腻,脉细无力。

【病因病机】实证因下焦湿热,膀胱气化不利,故见小便混浊,尿色乳白如米泔水,上有乳油如脂,或夹有凝块,尿道热涩疼痛;湿热下注,络伤血溢,故舌质红,苔黄腻,脉濡数。虚证缘于病久肾虚失养,肾精不固,则淋出如脂,有涩痛,形体消瘦,头昏无力;舌、脉为虚象。

【治则】实证宜清利湿热,分清泌浊;虚证宜补肺益肾,扶正固本。

【方药】实证用程氏萆薢分清饮(萆薢、车前子、茯苓、莲子心、石菖蒲、蒲黄、栀子、丹参、白术);少腹胀满、尿涩不畅者,加乌药、青皮、小茴香。虚证用膏淋汤(生山药、生芡实、生龙骨、生牡蛎、生地黄、党参、生白芍);伴血尿者,加小蓟、藕节、白茅根;小便黄赤、灼痛者,加导赤散。

第十八节　遗　精

一、阴虚火旺

阳事亢进易滑泄,
梦中遗精神怠懈,
腰酸腿软头晕眩,
虚烦少寐心中热。

【常见证候】性欲亢进,易举易滑泄,梦中多遗精,精神怠懈,腰酸腿困,头晕目眩,虚烦少寐,心中烦热,小便短赤,舌红,苔薄黄,脉弦细数。

【病因病机】肾精耗损,心火偏亢,心肾不交,水亏火旺,扰动精室,故性欲亢进、易举易滑泄、梦中遗精、精神怠懈;心火偏盛,耗伤阴血,心神失养,故虚烦少寐、心中烦热;肾精亏耗,不能上荣,故头晕耳鸣、目眩;肾精不固,故梦中遗精;舌、脉为阴虚象。

【治则】滋阴清火,安神固精。

【方药】知柏地黄丸合封髓丹(熟地黄、山药、山萸肉、茯苓、泽泻、牡丹皮、知母、黄柏、砂仁、甘草)。

二、湿热下注

遗精频甚随尿泄,
心烦少寐尿赤热,
口苦黏渴大便结,
舌红苔黄濡数脉。

【常见证候】遗精频作,甚或尿时有精液滑出,心烦少寐,小便赤热,口苦口黏,大便干结,舌苔黄腻,脉濡数。

【病因病机】湿热下注,扰动精室,故遗精频作,甚或尿时有精液滑出;湿热上蒸,故口苦口黏(或渴)、心烦少寐;湿热下注,故尿赤热、大便干结;舌、脉为湿热内蕴之表现。

【治则】清化湿热。

【方药】龙胆泻胆丸(见本章第十一节)。

三、肾虚不藏

遗精频可见无梦,
精液清稀多而冷,
腰酸困头晕耳鸣,
尿频尿急尿清长。

【常见证候】遗精频作,甚则无梦而遗,滑泄不止,精液多清稀而冷,腰膝酸困,头晕耳鸣,阳痿早泄,尿液清长,尿频尿急,舌质淡,苔白滑,脉沉细。

【病因病机】肾精亏虚,封藏失职,精关不固,故遗精频作、无梦而遗、滑泄不止;精液清稀而冷乃阴亏及阳,下元不足之故;肾精不足,不能上荣,故头晕耳鸣;肾虚则腰膝酸困,气化不利,故尿频、尿急;舌、脉乃肾阳虚之象。

【治则】补肾固精。

【方药】金锁固精丸(沙苑子、芡实、莲须、莲子、龙骨、牡蛎),可酌情合右归丸。

第十九节　郁　证

一、肝气郁结

情绪不宁多抑郁,
胸胁胀痛善太息,
脘闷纳呆常嗳气,
舌苔薄腻脉弦细。

【简释】

【常见证候】情绪不稳定,精神抑郁,胸胁胀痛,痛无定处,善太息,脘闷嗳气,纳呆,大便不调,苔薄腻,脉弦细。

【病因病机】情志所伤使肝失条达,故精神抑郁不宁、胸胁胀痛、善太息;肝气犯胃,胃失和降,故脘闷嗳气、纳呆;舌、脉为肝郁之象。

【治疗原则】疏肝理气解郁。

【方药】柴胡疏肝散(柴胡、甘草、白芍、枳壳、香附、川芎)。嗳气频者,加旋覆花、代赭石;腹胀纳呆者,加焦三仙、鸡内金。

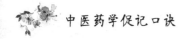

二、痰气郁结

咽中不适有物梗，
咳咽难消不通畅，
胸中窒闷神不爽，
脘腹胀满胁肋痛。

【常见证候】咽部不适，如有物梗阻，咳之不出，咽之不下，精神抑郁，胸中窒闷，胁肋胀痛，舌苔白腻，脉弦滑。

【病因病机】痰气郁结于胸膈之上，故自觉咽部不适，如有异物梗阻，咳之不出，咽之不下，亦称梅核气；肝气郁结则胸中窒闷，胁痛腹胀；舌、脉为气滞痰郁之表现。

【治则】理气化痰解郁。

【方药】半夏厚朴汤（半夏、厚朴、茯苓、紫苏叶），可加生姜、大枣、香附、枳壳、旋覆花、代赭石。

三、忧郁伤神

精神恍惚心不宁，
悲喜忧哭易恐惊，
多激情喜怒无常，
喜哈欠似得轻松。

【常见证候】精神恍惚，心神不宁，多疑易惊，悲忧喜哭，喜怒无常，易激动，喜打哈欠，舌淡，苔薄白，脉弦细。

【病因病机】忧郁不解，心气营血耗伤，心神失养，故精神恍惚、心神不宁、多疑易惊、悲忧喜哭、易激动、喜怒无常；舌、脉为气郁血虚之象。

【治则】养血安神解郁。

【方药】甘麦大枣汤（淮小麦、炙甘草、大枣、柏子仁、百合、合欢花、远志、酸枣仁）加味。

四、气郁化火

急躁易怒胸胁满，

目赤耳鸣头痛眩，

嘈杂吞酸口苦干，

大便秘结神疲倦。

【常见证候】急躁易怒，胸胁胀满，口苦口干，嘈杂吞酸，大便干结，头痛，目赤，耳鸣，精神倦怠，疲劳乏力，舌红苔黄，脉弦数。

【病因病机】气郁化火循肝经上炎，则急躁易怒、胸胁胀满、头痛、目赤、耳鸣；肝火犯胃，胃失和降而耗伤津液，故口苦口干、嘈杂吞酸、大便干结；舌、脉为气郁化火之象。

【治则】疏肝解郁，清肝泻火。

【方药】丹栀逍遥散（柴胡、当归、白芍、白术、茯苓、干姜、甘草、薄荷、牡丹皮、栀子）合左金丸（吴茱萸、黄连）；大便秘结者，加大黄。

第二十节　血　证

一、衄血

（一）鼻衄

1.热邪犯肺

鼻腔干燥身微热，

或伴咳嗽鼻出血，

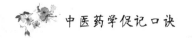

口干咽痛鼻涕塞,

舌红苔燥浮数脉。

【常见证候】鼻腔干燥出血,血色鲜红,或者咳嗽伴寒热往来,口干,咽干咽痛,鼻塞流涕,舌红,苔薄黄,脉浮数。

【病因病机】鼻为肺之窍,肺有蕴热,则肺阴受灼,损及肺络,故鼻腔干燥出血;邪热熏蒸,热伤津液,故口干、咽干咽痛;风热袭肺,则身热;肺失宣降,故咳嗽、鼻塞流涕;舌、脉为邪热蕴肺之象。

【治则】清热润肺,凉血止血。

【中药】清燥救肺汤(桑叶、石膏、甘草、人参、胡麻仁、阿胶、麦冬、杏仁、枇杷叶)加白茅根、侧柏叶。

2. 胃热炽盛

鼻出血量多鲜艳,

鼻灼热口臭口干,

尿短赤排便困难,

喜冷饮燥热得减。

【常见证候】鼻出血(量多,血色鲜红),鼻灼热干燥,口臭口干,小便短赤,大便秘结,排便困难,渴喜冷饮以缓灼热,舌质红,苔黄厚干,脉洪数或滑数。

【病因病机】胃中积热,迫血妄行,热循阳明经上炎鼻额,脉络受伤,故鼻衄;血热熏蒸,故口干、口臭、口渴、喜冷饮;津液不足,则小便短赤、大便秘结;舌、脉为胃热炽盛之表现。

【治则】清胃泻火,凉血止血。

【方药】玉女煎(石膏、生地黄、知母、麦冬、牛膝)加侧柏叶、白茅根。大便秘结者,加大黄;血热盛者,加栀子、牡丹皮。

3.肝火上炎

鼻出血头痛目眩，

易躁怒口苦咽干，

面红赤胸胁胀满，

舌质红苔黄脉弦。

【常见证候】 鼻出血量多色红，伴头痛目眩耳鸣，急躁易怒，口苦口干咽干，面红目赤，胸胁胀满，舌质红苔，黄脉弦数。

【病因病机】 肝郁化火，火性上炎灼伤脉络，迫血妄行，故鼻衄量多色红；肝火扰心，故急躁易怒；肝火上扰，则头痛目眩耳鸣；火盛伤津，故口干口苦咽干；舌、脉象为肝火盛之证表现。

【治则】 清肝泻火，凉血止血。

【方药】 龙胆泻肝丸(见本章第十一节)。

(二)齿衄

1.胃热

齿龈肿痛伴出血，

头痛口臭便秘结。

【常见证候】 牙龈肿痛出血，头痛口臭，大便秘结，舌红苔黄，脉洪数。

【病因病机】 阳明积热循经上犯，络损血溢则齿龈红肿、疼痛出血；胃热上蒸故头痛、口臭；热结阳明，大肠传导失司，故便秘、大便干结；舌、脉为胃热证表现。

【治则】 清胃泻火，凉血止血。

【方药】 清胃散(生地黄、当归、黄连、升麻、牡丹皮)合泻心汤(黄芩、黄连、大黄)。

2.阴虚火旺

齿衄色淡轻肿痛，

牙龈不坚易松动。

【常见证候】齿衄血色淡，齿龈红肿疼痛，甚者牙齿松动不坚固，舌红苔少，脉细数。

【病因病机】肾阴虚，虚火上浮，灼伤脉络，故齿龈出血色淡红；肾主骨，齿为骨之余，虚火上扰则牙齿松动，微有肿痛；舌、脉为阴虚象。

【治则】滋阴降火。

【方药】知柏地黄丸(见本章第十八节)，可酌加仙鹤草、藕节、白茅根。

二、咳血

(一)燥热犯肺

咳嗽喉痒痰带血，

咽干鼻燥身感热。

【常见证候】咳嗽，咽喉痒，痰中带血，血色鲜红，咽干鼻燥，舌红苔薄黄，脉浮数。

【病因病机】燥热伤肺，肺失清肃，故咳嗽、咽喉痒；燥热灼伤肺络，故咳嗽、痰中带血(血色鲜红)；肺热伤津，故咽干鼻燥；舌、脉为燥热伤肺象。

【治则】宣肺清热，宁络止血。

【方药】桑杏汤(桑叶、杏仁、沙参、浙贝母、淡豆豉、栀子、梨皮)加白茅根、侧柏叶、藕节、茜草。出血量大而急者，加十灰散(大蓟、小蓟、荷叶、侧柏叶、白茅根、茜根、山栀、大黄、牡丹皮、棕榈皮)。

（二）阴虚火旺

口干咽燥伴潮热，

喉痒咳嗽痰带血，

头晕耳鸣颊红色，

腰酸遗精盗汗液。

【常见证候】口干咽燥伴有潮热，喉痒咳嗽，痰中带血，或反复咯血，头晕耳鸣，腰酸脸颊红，盗汗遗精，舌红苔少，脉细数。

【病因病机】阴虚里热，虚火上炎，肺络受火热所伤，故咳嗽带血，或反复咯血；阴虚津亏，故口干咽燥伴潮热；肾阴虚，故头晕耳鸣、腰酸遗精、盗汗；舌、脉为阴虚火旺象。

【治则】滋阴降火，凉血止血。

【方药】百合固金汤（生地黄、元参、麦冬、贝母、当归、桔梗、甘草、白芍、百合）。热甚者，加黄芩、栀子；咯血多者，加阿胶、三七粉、茜草、藕节等。

（三）肝火犯肺

咳嗽咯血气逆行，

烦躁易怒胸胁痛。

【常见证候】咯血兼咳嗽气逆，烦躁易怒，胸胁隐痛，舌边红苔黄，脉弦数。

【病因病机】肝火犯肺，肺络受伤故咯血；肝气上逆，肺失宣降故咳嗽；肝郁化火，胸胁络脉壅滞，故胸胁引痛；肝火亢盛扰及心神，故烦躁易怒；舌、脉为肝火内盛象。

【治则】清肝泻肺，和络止血。

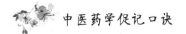

【方药】黛蛤散(青黛海蛤壳)合泻白散(桑白皮、地骨皮、生甘草、粳米),加侧柏叶、黄芪、栀子、生地黄。

三、吐血

(一)胃热壅盛

吐血鲜红或紫黯,
夹有食渣口臭现,
胸胀腹痛背牵连,
大便秘结或黑便。

【常见证候】吐血鲜红或紫黯,可夹有食物残渣,口臭唇红,胸腹胀痛可牵扯背部,大便秘结或有黑便,舌红苔黄腻,脉滑数。

【病因病机】胃热壅盛损伤胃络,胃气上逆,血随气行,故吐鲜血或紫黯色血;血中夹有食物残渣,说明出血源于胃;胃失和降,气机不利,故胸腹胀痛,甚则牵扯背部;胃受灼热熏蒸,故口臭唇红;热盛伤津故大便干结;出血故见黑便;舌、脉为里热盛之象。

【治则】清胃泻火,凉血止血。

【方药】泻心汤(大黄、黄芩、黄连)合十灰散(大蓟、小蓟、侧柏叶、荷叶、白茅根、茜草、大黄、棕榈皮、栀子、牡丹皮,炒炭用)。呕恶者,加竹茹、赭石。

(二)肝火犯胃

吐血口苦易心烦,
头痛目赤胁痛满。

【常见证候】吐血口苦,心烦易怒,头痛目赤,两胁胀痛,舌边红,脉弦滑。

【病因病机】肝火犯胃损伤胃络,故吐血。火郁肝经则疏泄不利,故胁痛;肝火挟胆气上逆,故口苦;肝火上冲故头痛目赤;火扰心神故心烦易怒;舌、脉为肝火之象。

【治则】泻肝,清胃,止血。

【方药】龙胆泻肝汤(见本章第十一节)。出血甚者,加藕节、茜草。

(三)脾胃虚弱

吐血黯淡时轻重,

心悸气短面白苍,

厌食纳少四肢凉,

大便色黑形态溏。

【常见证候】吐血时轻时重,血色黯淡,心悸气短,面色苍白,厌食纳少四肢不温,舌淡,脉细弱。

【病因病机】脾虚统血失职,故吐血不止,断断续续;脾为气血生化之源,脾气虚则心悸气短、面色苍白、厌食纳少、血色黯淡;气血虚弱不能充达四末,故手足欠温;出血随大便排出,故便黑形溏;舌、脉乃气血虚弱象。

【治则】补气摄血兼以止血。

【方药】归脾汤(见本章第六节)加白及三七粉。

四、尿血

(一)下焦湿热

小便热赤血鲜红,

尿频尿急尿灼痛,

心烦口渴夜不宁，
口舌生疮会阴痒。

【常见证候】小便赤热带血，血色鲜红，尿频尿急，尿灼痛，心烦口渴，夜卧不宁，口舌生疮，会阴湿痒，舌尖红，苔薄黄，脉弦数。

【病因病机】热邪蕴结下焦，灼伤脉络，故尿血、色鲜红；火邪下迫膀胱，故尿频、尿急、尿灼痛；上扰心神则心烦、夜卧不宁；火热伤津故口渴；火热上炎则口舌生疮；火热下注则会阴湿痒；舌、脉为下焦湿热象。

【治则】清热泻火，凉血止血。

【方药】小蓟饮子(见本章第十七节)加白茅根。夹血块者，加桃仁、红花、牛膝。

(二)肾虚火旺

小便短赤带血尿，
头晕耳鸣神疲劳，
潮热颧红心烦躁，
腰膝酸软食纳少。

【常见证候】小便短赤带血，头晕耳鸣，精神倦怠，疲劳乏力，潮热颧红，腰膝酸软，舌红，脉细数。

【病因病机】肾阴亏虚，水不济火，虚火妄动，灼伤血络，故尿短赤带血；肾水不足，水不涵木，肝阳上亢，故头晕耳鸣、潮热颧红；肾精亏虚不能濡养四肢，则腰膝酸软、精神倦怠、疲劳乏力；火热扰心则心烦躁；舌、脉为阴虚火旺之象。

【治则】滋阴清火。

【方药】知柏地黄丸(见本章第十八节)加墨旱莲、大蓟、小蓟。

（三）中气虚弱

尿频带血色淡红，
纳呆气短懒言行，
面色萎黄腰背痛，
舌淡苔薄脉虚象。

【常见证候】小便频数带血，血色淡红，食欲不振，气短懒言，面色萎黄，腰背酸痛，舌淡苔薄，脉虚弱。

【病因病机】劳倦内伤，脾虚不能统血，故小便频数带血；脾阳不运则食少纳呆；中气虚则气短懒言，血色淡；血虚不能上荣于脑则头晕耳鸣；肾虚则腰背酸痛；舌、脉为中气虚弱象。

【治则】健脾补肾。

【方药】补中益气汤（黄芪、白术、陈皮、升麻、柴胡、党参、炙甘草、当归）加仙鹤草、金樱子、白茅根。

五、便血

（一）脾胃虚寒

血便夹杂或纯血，
血色紫黯形溏泻，
神疲懒言喜温热，
胃纳不佳面少色。

【常见证候】先大便后下血，或血便夹杂，或下纯血，血色紫黯或如柏油，大便溏泄，神疲乏力，面色少华，手足不温，舌淡苔薄，脉细弱。

【病因病机】脾胃虚寒,中气不足,脾不统血,血溢肠中,故大便下血,血色紫暗或如柏油;脾胃虚寒,气机不和,则大便溏泄;阳气不能温养四肢末梢,故手足不温;气血不足,故面色无华、神疲乏力;运化失司,故胃纳不佳;舌、脉为虚寒象。

【治则】健脾温中,养血止血。

【方药】黄土汤(灶心土、甘草、干地黄、白术、制附子、阿胶、黄芩)加乌贼骨、炮姜炭。

(二)肠道湿热

肛门灼热便血红,
大便不畅腹疼痛,
口苦尿赤出臭恭,
脉濡滑数苔腻黄。

 简释

【常见证候】便血色红,肛门灼热,大便不畅或腹痛,口苦尿短赤,矢气臭秽,苔黄腻,脉濡滑数。

【病因病机】饮食不节,湿热蕴积大肠,灼伤脉络,故便血鲜红;气机阻滞,传导失常,故大便不畅、腹痛、肛门灼热、矢气臭秽;气机不利,故小便短赤;湿热熏蒸故口苦;舌、脉为湿热内蕴之象。

【治则】清化湿热,凉血止血。

【方药】槐花散(槐花、侧柏叶、荆芥穗、枳壳)合地榆散(地榆、茜草、黄芩、黄连、栀子、茯苓)加减。风热甚者,加防风、生地黄;阴血亏虚者,加当归、阿胶。

六、紫斑

(一)血热妄行

皮肤出现青紫斑,

> 或伴血衄及二便，
>
> 发热口渴大便干，
>
> 舌红苔黄脉数弦。

【常见证候】皮肤出现青紫斑，或伴鼻衄齿衄、便血尿血等，发热口渴，大便干结，舌质红苔黄，脉弦数。

【病因病机】热毒壅盛，迫血妄行，血液外渗，故见皮肤有瘀点瘀斑，色红，或伴鼻衄齿衄、便血尿血等；发热、口渴、便秘均为热毒内盛，血分郁热所致；舌、脉为血分热盛证表现。

【治则】清热解毒，凉血止血。

【方药】十灰散（见本章本节）加白茅根、牡丹皮、栀子、紫草、赤芍。

（二）阴虚火旺

> 皮肤出现青紫斑，
>
> 时发时止衄血伴，
>
> 颧红口渴心神烦，
>
> 五心潮热和盗汗。

【常见证候】皮肤出现青紫斑或斑块，时发时止，常伴鼻衄齿衄，或月经量多，颧红心烦口渴，手足心热，或潮热盗汗，舌质红苔少，脉细数。

【病因病机】阴虚火旺灼伤脉络，固紫斑时发时止，常伴鼻衄齿衄；阴虚火旺则心神烦乱、低热盗汗、五心烦热；舌、脉为虚火内炽象。

【治则】滋阴降火，宁络止血。

【方药】茜草根散（茜草根、黄芩、阿胶、侧柏叶、生地黄、炙甘草）加玄参、地骨皮。

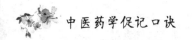
(三)气不摄血

肌衄反复神疲倦，

头晕目眩食欲减，

面色苍白体质欠，

脉象细弱舌质淡。

【常见证候】反复发生肌衄，久病不愈，神疲乏力，头晕目眩，面色苍白，食欲减退，舌质淡，脉细弱。

【病因病机】久病不愈，气虚不能摄血，故反复出现紫癜；气血不足，脾失健运，则面色苍白或萎黄、神疲乏力、食欲减退；气血虚不能上荣，故头晕目眩；舌、脉为气血虚证表现。

【治则】补气摄血。

【方药】归脾汤(见本章第六节)，可酌加紫草、槐花、百草根。

第二十一节 消 渴

一、上消(肺消)

口渴喜饮口舌燥，

饮食如常多排尿。

【常见证候】口渴明显，口干舌燥，饮食如常，尿量多，舌边尖红，苔薄黄，脉洪数。

【病因病机】燥热伤肺，耗伤津液，津液亏虚，故口渴多饮、口干舌燥；肺阴受灼,治节失职,气不化津,水液趋于下行,故小便量多;舌、脉为内热象。

【治则】清热生津,润燥止渴。

【方药】消渴方(天花粉、黄连、生地黄、藕汁、姜汁、蜂蜜)加减。渴甚尿多者,加天冬、麦冬、党参;口干舌燥者,加生石膏、知母、党参。

二、中消(胃消)

多食易饥口干渴,

大便干燥小便多,

身体消瘦懒劳作,

舌燥苔黄脉细数。

简 释

【常见证候】多食易饥,口干多饮,大便干燥,小便频数,形体消瘦,乏力懒作,舌苔黄燥,脉细数。

【病因病机】胃火炽盛则腐熟水谷之力强,故多食易饥;火热灼伤胃津,则口干欲饮;津液亏虚,肠道失润,故二便失调、大便干结、小便频数;水谷精微受损生化无源,肌肉失养,故形体消瘦、乏力懒做;脉、舌象为胃热炽盛证表现。

【治则】清胃泻火,养阴生津。

【方药】玉女煎(生石膏、知母、生地黄、麦冬、川牛膝)。大便秘结者,加元参、大黄、芒硝;烦渴尿频者,加人参、天花粉、天冬。

三、下消(肾消)

尿频尿多浊如膏,

头晕耳鸣唾液少,

腰酸腿软肤干燥,

烦渴多饮神情焦。

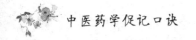

【常见证候】小便频数,量多,混浊如膏,头晕耳鸣,口干舌燥,腰腿酸软,皮肤干燥,烦渴多饮,神情焦躁,舌质红,少苔或无苔,脉细数。

【病因病机】肾阴亏虚,固摄失常,故尿频尿量多;固摄无能,水谷精微下泄,故尿液混浊,如脂如膏。肾精不足,不能上濡清窍,故头晕耳鸣;不能下濡肾府,故腰腿酸软;不能营养肌肤,故皮肤干燥瘙痒、口干舌燥。舌、脉为肾阴亏虚象。

【治则】滋阴补肾。

【方药】六味地黄丸(见本章第十节)。小便频数量多者,加益智仁、桑螵蛸、菟丝子;五心烦热、盗汗遗精、失眠者,加知母、黄柏、龙骨、牡蛎;倦怠乏力者,加西洋参、黄芪、黄精;虚阳浮越者,加生脉散。

第二十二节 饮 证

一、痰饮

(一)饮留胃肠

心下满自利后轻,

呕痰涎食少便溏,

肠间水漉漉有声,

头晕眩心悸不宁。

【常见证候】心下坚满或痛,自利,利后减轻,呕吐清水痰涎,饮食减少,大便稀溏,肠间有水漉漉作响,苔白腻,脉弦滑。

【病因病机】水饮留胃,气机阻滞,则心下坚满或痛;运化失职,故胃脘胀、呕吐痰涎、饮食减少、大便溏稀;水饮下行,故利后见轻;饮郁化热,故头昏眩、心悸不宁;饮邪流入肠,故肠间漉漉有声;舌、脉为饮留胃肠象。

【治则】攻下逐饮。

【方药】甘遂半夏汤(甘遂、半夏、白芍、甘草)合己椒苈黄丸(防己、椒目、葶苈子、大黄)加减。尿少者,加泽泻、车前子;头晕者,加泽泻、白术。

(二)脾阳虚弱

胸胁支满心下痞,

胃有振水吐痰稀,

脘腹胃寒四末逆,

食少便溏体质虚。

【常见证候】胸胁支满,心下痞闷,胃中有水声,吐清稀痰,脘腹喜温,四末逆冷,饮食减少,体质虚弱,苔白腻,脉弦细。

【病因病机】胃中水饮支撑胸胁,故脘腹痞满、胃中有水声;寒饮内聚,阳气不能外达,故脘腹喜暖畏寒、四末逆冷;水饮上逆,则吐清稀痰;脾运不健,故食少便溏、体质虚弱;舌、脉为阳虚象。

【治则】温脾化饮。

【方药】苓桂术甘汤(茯苓、桂枝、白术、甘草)合小半夏汤(半夏、生姜)。心下痞满痛者,加枳实;小便不利者,加车前子、茯苓皮;纳呆者,加焦三仙。

二、悬饮

(一)邪犯胸肺

寒热往来有起伏,

胸胁疼痛动加著,

咳嗽痰少气急促，

口苦咽干时烦呕。

简释

【常见证候】寒热往来，身热起伏，胸胁疼痛，呼吸和转身时加重；咳嗽痰少，气急促，口苦咽干，时有烦呕；苔白腻或黄，脉弦数。

【病因病机】外邪侵袭，热郁胸肺，枢机不和，则寒热往来起伏，胸胁疼痛，呼吸及转身时加重；肺热内蕴，肺失宣降，故咳嗽、痰少气促；热及肝胆，故口苦咽干、干呕；舌、脉属邪袭肺卫之候。

【治则】和解宣利。

【方药】柴枳半夏汤（柴胡、黄芩、半夏、瓜蒌、枳实、桔梗、杏仁、青皮、甘草）。胁肋痛甚者，加丝瓜络、郁金、延胡索、桃仁；口苦干呕者，加黄连；咳嗽气促甚者，去柴胡，加石膏、桑白皮、麻黄、葶苈子。

（二）饮停胸胁

胸胁胀满咳唾剧，

呼吸困难气喘逆，

不得平卧半倚息，

病侧胁满廓隆起。

简释

【常见证候】胸胁胀满，咳唾时加剧，呼吸困难，重则气急喘逆，不得平卧需半倚息，病侧胁满，胸廓隆起，苔白，脉沉弦或弦滑。

【病因病机】胸胁为气机升降之道，水饮停聚胸胁，气道被阻，升降失常，故胸胁胀满疼痛，咳唾时加重；饮邪上迫于肺则呼吸困难，重则气促喘逆、倚息不得平卧；饮在胸胁，肺气郁滞，胁间胀满，故病侧胸廓隆起；舌、脉为水饮郁结证表现。

【治则】攻逐水饮。

【方药】十枣汤（甘遂、大戟、芫花，各研细末，每晨服1～3克，用10个大枣煎汤送服)合椒目瓜蒌汤(葶苈子、桑白皮、苏子、瓜蒌、陈皮、半夏、椒目、茯苓、生姜皮)。痰浊盛、苔腻者,加薤白、杏仁,酌加苓桂术甘汤。

三、溢饮(表寒里饮)

> 身重疼痛肢体肿,
>
> 恶寒无汗胸闷痛,
>
> 咳嗽痰多气不畅,
>
> 胸闷干呕身畏冷。

简 释

【常见证候】身重疼痛,肢体浮肿,恶寒无汗,或有咳喘,痰多白沫,胸闷痛,干呕口不渴,苔白,脉弦紧。

【病因病机】寒饮积溢于四肢,故身重疼痛、四肢浮肿;水饮上犯则胸满咳嗽;风寒束表,肺卫不振,故恶寒无汗;水饮上逆,故干呕不渴;舌、脉为表里俱寒象。

【治则】解表化饮。

【方药】小青龙汤(见本章第三节)。表寒外束、内有郁热、发烧心烦者,加石膏;浮肿尿少者,加茯苓、猪苓、泽泻、车前子;痰喘重者,加杏仁、射干、葶苈子。

四、支饮

(一)寒饮伏肺

> 咳逆喘满不得卧,
>
> 白沫痰涎唾量多,
>
> 天冷受寒即发作,
>
> 腰酸背疼伴寒热。

【常见证候】咳逆喘满不得卧,唾白沫痰涎,量多,经久不愈,遇天冷受寒即发病,发病时有寒热,腰背酸疼,苔白腻,脉弦紧。

【病因病机】寒饮伏肺,肺失宣降,故咳喘气逆、不得平卧;饮邪郁积成痰,故白沫痰量多;肺失通调水道,故见浮肿;脉象和舌苔示寒饮内盛证。

【治则】宣肺化饮。

【方药】小青龙汤(见本章第三节)。喘息痰壅、便秘者,加葶苈子、大黄、芒硝;饮邪壅盛、喘急不得卧者,加十枣汤;化热伤阴者,加麦冬。

(二)脾肾阳虚

喘促心悸动则甚,

咳嗽痰多胸胁闷,

胃寒纳呆神疲困,

尿涩足肿腹不仁。

【常见证候】喘促心悸,动则加重,咳嗽痰多,气短胸闷,畏寒肢冷,食少,精神疲困,小便不利,腹拘急不仁,足浮肿,舌胖质淡,苔白润或腻,脉沉细而滑。

【病因病机】脾肾阳虚,饮凌心肺,肾不纳气,则喘促气短;脾肺气虚,痰饮内蕴,故咳而声低气怯、痰多、食少、胸闷;阳虚则寒,故畏寒肢冷、精神疲困;肾阳虚气化不利,水饮停留下焦,故小便不利、少腹拘急、足浮肿;舌、脉为阳虚饮聚之象。

【治则】温脾补肾,以化水饮。

【方药】金匮肾气丸(见本章第十五节)合苓桂术甘汤。如脐下悸吐涎沫头昏眩者,可加五苓散。

第二十三节 汗 证

一、肺卫不固

汗出恶风动尤甚，

易于感冒神乏困。

 简 释

【常见证候】平素自汗多恶风，动则汗出甚，易于感冒，神倦体困，面色无华，苔薄白，脉细弱。

【病因病机】卫阳不足，表虚不固，则汗易出，动则尤甚，平素易于感冒，神倦体困；舌、脉为气虚之证。

【治则】益气固表。

【方药】玉屏风散（黄芪、白术、防风），可加浮小麦、糯稻根、麻黄根、牡蛎等。气虚明显、汗多不止者，也可用大补黄芪汤（黄芪、白术、防风、人参、山萸肉、茯苓、甘草、五味子、熟地黄、川芎、肉桂、肉苁蓉）。

二、营卫不和

汗出恶风身酸楚，

时寒时热汗局部。

 简 释

【常见证候】汗出恶风，周身酸楚，时寒时热，或表现为半身或局部汗出，苔薄白，脉缓。

【病因病机】体质虚弱，阴阳失调，或表虚，风邪致营卫失和，汗液外泄失常，腠理不密，故汗出恶风、周身酸楚、时寒时热；营卫失和，经络阻滞，故半身和局部汗出；舌、脉象为风伤营卫之证表现。

【治则】调和营卫。

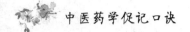

【方药】桂枝汤(桂枝、白芍、甘草、生姜、大枣)。汗多甚者,加龙骨、牡蛎;气虚者,加黄芪、白术;阳虚者,加附子;局部汗多者,加甘麦大枣汤。

三、心血不足

> 自汗盗汗心悸难眠,
> 神疲气短面色苍淡。

【常见证候】自汗盗汗,心悸失眠,神疲气短,面色淡白无华,舌淡脉细。

【病因病机】心脾两虚,心血不足,汗为心之液,心神浮越,故汗出;心主神,故心悸失眠;气血不足,故面色苍淡无华;舌、脉为气血失充象。

【治则】补心养血。

【方药】归脾汤(见本章第六节)。汗多者,加五味子、牡蛎、浮小麦;血虚甚者,加首乌、当归、熟地黄、阿胶。

四、阴虚火旺

> 潮热盗汗心不宁,
> 五心烦热两颧红。

【常见证候】夜寐盗汗或自汗,五心烦热,两颧色红,心神不宁,口渴,舌红少苔,脉细数。

【病因病机】阴虚则热,夜间卫气行阴,助阴分伏火,迫津液外泄,故盗汗;虚热内扰,故五心烦热、心神不宁、午后潮热口渴;舌、脉为阴虚火旺象。

【治则】滋阴降火。

【方药】当归六黄汤(当归、熟地黄、生地黄、黄芪、黄柏、黄芩、黄连)。汗出多者,加牡蛎、浮小麦、糯稻根;热甚者,加银柴胡、秦艽、白薇;心烦热者,加地骨皮。

五、邪热郁蒸

> 蒸蒸汗出染衣黄,
> 烦热口苦面赤烘,
> 小便色黄大便硬,
> 舌苔黄腻数脉象。

 简 释

【常见证候】蒸蒸汗出,汗液易使衣服黄染,面赤烘热,烦躁口渴,小便色黄,大便干燥,舌苔黄腻,脉弦数。

【病因病机】温热内蕴逼津外溢,故蒸蒸汗出;湿热熏蒸脾土,脾色外溢,故汗液易染黄衣服;肝火上炎,故面赤炽热、烦躁口苦;湿热下注,则小便色黄、大便干结;舌、脉为内热之象。

【治则】清肝泄热,化湿和营。

【方药】龙胆泻肝汤(见本章第十一节 三 肝胆湿热)。郁热甚、小便短赤者,加茵陈;大便干结者,加大黄、枳实。

第二十四节　肥　胖

一、胃热滞脾

> 多食善饥脘腹胀,
> 胃灼嘈杂颜面红,
> 口苦咽干体肥胖,
> 舌胖苔腻脉滑象。

 简 释

【常见证候】胃口好,多食善饥,脘腹胀,胃灼嘈杂,面红心烦,口干苦,

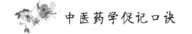

舌胖大,苔腻,脉滑。

【病因病机】胃热水谷腐熟过旺,则多食善饥,胃热偏盛则嘈杂;脾湿阻滞,运化失常则肥胖;气机不畅则腹胀;胃热上蒸,故心烦面红、口干口苦;舌、脉为胃热脾湿证表现。

【治则】清胃泻火,佐以消导。

【方药】小承气合保和丸(大黄、连翘、黄连、枳壳、厚朴、山楂、神曲、莱菔子、陈皮、半夏、茯苓)。肝胃不和者,加柴胡、黄芩、栀子;口苦胁痛者,加龙胆草、大黄、栀子、柴胡;大便干结者,加大黄、芒硝。谨嘱饮食清淡七分饱。

二、肝郁气滞

> 烦躁易怒患抑郁,
> 头胀痛晕善太息,
> 口苦咽堵腹胀气,
> 失眠多梦体胖虚。

【常见证候】头胀痛,眩晕,烦躁易怒,患抑郁症,口苦,咽喉时有憋堵感,胸胁胀痛,胃脘痞闷,腹胀,失眠多梦,月经不调,舌质暗红或紫,脉弦。

【病因病机】情志抑郁,肝失疏泄,肝木侮土,脾失健运,水谷精微输布失常,化为膏脂浊痰,淤积体内而成肥胖;肝胆为表里,肝失疏泄则胆汁分泌异常,脂浊不化而加重肥胖;肝气不疏故头胀痛眩晕、烦躁易怒、抑郁喜叹息;气机郁阻则咽堵、胸胁胀痛;肝气上扰心神故失眠多梦;肝气下阻脉络则冲任不调,胆汁上溢故口苦;舌、脉为肝郁气滞证。

【治则】疏肝解郁,理气健脾。

【方药】柴胡疏肝散(见本章第十九节)或丹栀逍遥散(见本章第十九节)。

三、痰湿内盛

形肥身重头晕眩，

神疲嗜卧胸膈满，

纳少便黏马桶粘，

舌胖脉滑痰湿显。

【**常见证候**】形体肥胖，身重体困，头晕目眩，神疲嗜卧，胸膈痞满，纳少，大便黏腻（粘马桶不易冲），舌淡胖有齿痕，苔白腻或滑，脉滑。

【**病因病机**】痰湿内盛，困遏脾运，阻滞气机，则形体肥胖、纳少、身体困重、胸膈痞满；痰湿上蒙清窍，故头晕目眩；湿困中焦则神疲嗜卧；湿热下注则大便黏腻；舌、脉为痰湿内盛象。

【**治则**】燥湿化痰，理气消痞。

【**方药**】导痰汤（半夏、制南星、生姜、橘红、枳实、冬瓜皮、泽泻、决明子、莱菔子、白术、茯苓、甘草）。湿邪盛者，加苍术、薏苡仁、赤小豆；痰瘀交阻者，加当归、赤芍、桃仁、川芎、白芥子。

四、脾虚不运

肥胖臃肿身困重，

面色黄白脘腹胀，

神疲胸闷下肢肿，

小便不利大便溏。

【**常见证候**】肥胖臃肿，面色黄白，神疲乏力，身体困重，胸闷脘胀，下肢浮肿，小便不利，大便溏或秘，舌淡胖有齿痕，苔白腻，脉滑濡。

【**病因病机**】平素饮食不节，贪食过量，懒劳作而喜卧久坐，致脾阳不

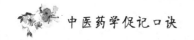

振,运化失司,水湿凝聚成痰浊,滞于体内,故形体臃肿肥胖、神倦乏力、身体困重、胸脘痞胀、面色白黄;脾虚不运,水湿内停则下肢浮肿,三焦决渎失司则小便不利、大便溏或便秘;舌、脉为水湿内停之象。

【治则】健脾益气,渗利水湿。

【方药】参苓白术散合防己黄芪汤(党参、黄芪、茯苓、白术、大枣、桔梗、山药、扁豆、薏苡仁、莲子、陈皮、砂仁、防己、猪苓、泽泻、车前子)。浮肿甚者,加大腹皮、木瓜。

第二十五节　内伤发热

一、阴虚发热

午后潮热或夜热,
手足心热面赤灼,
心烦盗汗口干渴,
少寐多梦脉数弱。

【常见证候】午后潮热或夜间发热,手足心热,颧赤有灼热感,心烦盗汗,口干渴,咽干燥,少寐多梦,舌红苔少,脉数弱。

【病因病机】阴虚不能制阳,阳气浮亢则发热,或午后潮热,或夜间发热,五心烦热,颧赤有灼热感;虚热夜甚逼津液外泄,故盗汗;阴虚津枯故口干渴、咽干燥;火扰心神故失眠多梦;舌、脉属阴虚内热之象。

【治则】滋阴清热。

【方药】清骨散(银柴胡、胡黄连、秦艽、鳖甲、青蒿、地骨皮、甘草、知母)。阴虚甚者,加生地黄、玄参、制何首乌。

二、气虚发热

发热劳累后尤甚，
气短懒言身倦困，
体虚自汗少食饮，
舌淡苔白脉细沉。

【常见证候】发热常在劳累后加重，气短懒言，身倦乏困，体虚自汗，易于感冒，饮食减少，大便溏，舌质淡苔薄白，脉细沉无力。

【病因病机】脾胃虚弱，中气下陷，阴火内生则发热；劳累耗气则加重；脾虚运化失职，气血亏虚，故气短懒言、食少便溏；脾主四肢肌肉，故身倦乏力；气虚卫气不固则自汗、易感冒；舌、脉为气虚之象。

【治则】益气补中，甘温除热。

【方药】补中益气汤（黄芪、白术、陈皮、升麻、柴胡、人参、炙甘草、当归）。

三、血虚发热

发低热头晕目眩，
神不宁乏力身倦，
心动悸多梦失眠，
面苍白唇甲色淡。

【常见证候】多为低热，伴有头晕目眩，乏力身倦，心神不宁，失眠多梦，面色苍白无华，唇甲色淡，舌淡，脉细弱。

【病因病机】阴血亏虚，阴不济阳，阳气独亢，故见发热，且多为低热；血虚无力上荣，故头晕目眩、面色苍白无华、唇甲淡白；心血失养，故心悸不

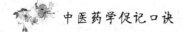

宁、失眠多梦;血虚不能濡养四肢,故身倦乏力;舌、脉为血虚之象。

【治则】养血益气。

【方药】归脾汤(见本章第六节),加熟地黄、银柴胡、白薇。

四、瘀血发热

> 潮热夜热或局部,
> 口干身痛有定处,
> 面色暗甲错肌肤,
> 或肿块胸闷不舒。

【常见证候】午后或夜间发热,或觉身体局部发热,口干不喜饮,身有固定痛处或有肿块,胸闷不舒,面色晦暗,肌肤甲错,舌质紫黯或有瘀斑,脉沉弦或涩。

【病因病机】瘀血病在血分属阴,故发热多在午后或夜间;瘀血阻滞气血壅遏则痛有定处,或有肿块,胸闷不舒;瘀血阻滞新血不能上荣头面,故面色晦暗;瘀血化热则口干渴;舌、脉为瘀血内阻之象。

【治则】活血化瘀。

【方药】血府逐瘀汤(见本章第十一节)。若发热甚者,加白薇、牡丹皮。

第二十六节　痹　病

一、风寒湿痹

(一)行痹

> 关节疼痛常游走,

多见膝踝腕和肘,

屈伸不利行受阻,

恶风发热见病初。

【常见证候】肢体关节疼痛,游走不定,多见于腕肘踝膝等关节,屈伸不利,行动受阻,初期常伴恶风发热,苔薄白,脉浮弦。

【病因病机】风寒湿邪留滞经络,气血运行不畅,不通则痛,因风性善走窜,故波及多个关节,疼痛游走不定;多在起病时受风寒湿侵袭,故出现恶风发热;苔薄白,脉浮弦,为邪在表象。

【治则】祛风通络,散寒祛湿。

【方药】防风汤(防风、当归、茯苓、杏仁、黄芩、秦艽、麻黄、肉桂、甘草、生姜、大枣)。关节疼痛以肩肘腕上肢为主者,加羌活、姜黄、威灵仙;疼痛以膝踝下肢为主者,加独活、牛膝、苍术、防风、黄柏等;腰为甚者,加杜仲、桑寄生、川续断。

(二)痛痹

关节锥刺剧疼痛,

痛有定处无红肿,

得热缓解受寒重,

屈伸不利难行动。

【常见证候】肢体关节疼痛剧烈如锥刺,痛有定处,皮肤不红不肿,得热即缓解,受寒即加重,行动困难,舌质淡,苔薄白,脉弦紧。

【病因病机】风寒湿邪闭阻经络,寒为阴邪其性凝滞,气血痹阻,故见肢体关节疼痛,剧烈如锥刺,痛有定处;皮肤无红肿,有冷感提示以寒邪为主;气血得热则行,遇寒则凝,故得热缓解,受寒加重;寒性收引,经络拘紧故屈伸不利;舌、脉为寒邪内盛证表现。

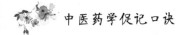

【治则】温经散寒,祛风除湿。

【方药】乌头汤(麻黄、白芍、黄芪、制川乌、甘草、蜂蜜)。寒邪胜者,加附子、细辛、桂枝。

(三)着痹

> 肢体重着疼痛甚,
>
> 肌肤麻木与不仁,
>
> 痛处不移难屈伸,
>
> 甚则关节肿胀沉。

【常见证候】肢体关节疼痛重着,痛处不移,活动受限,甚则关节肿胀沉重,肌肤麻木不仁,舌质淡苔白腻,脉濡缓。

【病因病机】湿为阴邪,其性重浊黏滞,致病以沉重感和不移动为特征;湿滞关节则见肢体节疼痛重着,甚则关节肿胀沉重,活动屈伸不利,肌肤麻木不仁;舌、脉为湿邪停滞象。

【治则】利湿通络,祛风散寒。

【方药】薏苡仁汤(薏苡仁、瓜蒌仁、川芎、当归、麻黄、桂枝、羌活、独活、防风、制川乌、甘草、苍术、生姜)。关节肿胀明显者,加萆薢、木通、五加皮;麻木不仁甚者,加豨莶草、海桐皮。

二、风湿热痹

> 关节红肿热疼痛,
>
> 痛不可触得冷轻,
>
> 发热汗出难行动,
>
> 口渴咽干心不宁。

简 释

【常见证候】关节疼痛,局部红肿热痛,痛甚不可触及,得冷反减轻,屈伸不利,难以行动,常伴发热汗出,口渴咽干,心烦不宁,舌苔黄燥或黄腻,脉滑数。

【病因病机】热为阳邪其性属火,热邪郁于关节与气血相搏,致气血壅滞,故关节红肿热痛,痛不可触,得冷痛减;火性急速,蔓延迅速,风湿热邪壅滞经脉,气血不通,故关节屈伸不利,难以行动;发热汗出,津液耗伤,则口渴咽干、心烦不宁;舌、脉为湿热内蕴之象。

【治则】清热通络,驱风祛湿。

【方药】宣痹汤(防己、杏仁、滑石、连翘、栀子、薏苡仁、半夏、蚕沙、赤小豆)。发热、汗出、恶风、咽痛者,加金银花、荆芥、薄荷、牛蒡子、桔梗;热盛伤阴者,加生地黄、麦冬、玄参。

三、痰郁痹阻

> 关节疼痛已日久,
> 重着疼痛不游走,
> 夜间加重痛不休,
> 关节肿胀行动阻。

【常见证候】关节疼痛,日久不愈,肢体关节肌肉刺痛或重着疼痛,痛有定处不游走,夜间痛甚,或关节肿胀,甚则僵硬畸形,行动受阻,舌质紫黯或有瘀斑,苔白腻,脉弦涩。

【病因病机】风寒湿邪留滞经脉关节,气血痹阻不通,日久酿湿成痰,痰瘀互结痹阻气血,故肢体关节刺痛、痛有定处、夜间痛甚;湿邪重浊黏滞,痰郁痹阻,故重着疼痛,或肿胀甚则僵硬变形,行动受阻;舌、脉为痰郁痹阻证表现。

【治则】化痰行瘀,搜风通络。

【方药】双合汤(当归、川芎、白芍、生地黄、陈皮、半夏、茯苓、桃仁、红花、白芥子、甘草)。苦肝肾虚者,宜选独活寄桑汤(独活、桑寄生、秦艽、当归、细辛、白芍、川芎、生地黄、杜仲、牛膝、人参、茯苓、肉桂、甘草)。

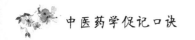
第二十七节　腰　痛

一、寒湿腰痛

腰冷痛难转动，
恶寒冷阴雨重。

【常见证候】腰部冷痛重着，转侧不利，静卧痛不减，遇寒冷或阴雨天加重，苔白腻，脉沉迟缓。

【病因病机】寒湿之邪阻塞经络，气血运行不畅，故腰部冷痛重着、转侧不利；寒湿为阴邪，寒性收凝，湿性黏滞，故静卧疼痛不减，遇寒冷或阴雨天，寒湿更盛，疼痛加剧；舌、脉为寒湿停聚之象。

【治则】散寒化湿，温经通络。

【方药】肾着汤（干姜、甘草、茯苓、白术）。冷痛甚者，加附子、细辛；痛而沉重者，加苍术；腰痛左右不定、牵引两下肢或肩背者，加独活、羌活、防风、牛膝、桑寄生。

二、湿热腰痛

腰部坠胀疼痛，
痛伴热感动轻，
暑湿阴雨加重，
身困尿赤懒动。

【常见证候】腰部坠胀疼痛，痛处重着伴热感，活动后减轻，暑湿阴雨天加重，身体困重，小便短赤，苔黄腻，脉濡数。

【病因病机】湿热壅于腰部,筋脉弛缓,故腰部坠胀、疼痛、伴热感,活动后减轻;湿热下注,故小便短赤;暑热阴雨使湿热郁滞,故症状加重,身困懒动;舌、脉为湿热内蕴象。

【治则】清热利湿。

【方药】三妙散(苍术、黄柏、牛膝)。坠痛明显者,加木瓜、络石藤;口渴尿赤者,加栀子、泽泻。

三、瘀血腰痛

腰痛如刺不移动,
痛处拒按或外伤。

【常见证候】腰痛如刺,痛有定处,痛处拒按,或有外伤史,舌质紫黯或有瘀斑,脉涩。

【病因病机】瘀血阻于腰部经脉,气血运行不畅,故腰痛如刺,痛有定处,痛处拒按;舌、脉为瘀血内停证表现。

【治则】活血化瘀,通络止痛。

【方药】身痛逐瘀汤(黄芪、川芎、当归、秦艽、甘草、没药、桃仁、红花、地龙、牛膝、五灵脂、香附、羌活)。腰痛重者,加独活、狗脊;有外伤史者,加土鳖虫、乳香。

四、肾虚腰痛

腰酸软疼痛绵绵,
偏阳虚手足不暖,
偏阴虚烦热失眠,
细辩证针对方选。

【常见证候】腰酸软疼,痛绵绵不断,腿膝无力,遇劳更甚;偏阳虚者少腹拘急,手足不温,喜暖畏寒,少气乏力,舌质淡、脉沉细;偏阴虚者五心烦热,心悸失眠,口燥咽干,面朝红,舌红少苔,脉细数。

【病因病机】腰为肾府,肾主骨生髓,肾精亏虚,腰脊失养,故酸软无力、疼痛绵绵;劳则耗气,故遇劳更甚,卧则减轻。肾阳虚,不能温煦下元则小腹拘急,不能温养四末,故手足不温,舌、脉为阳虚象;肾阴虚,精液不足,虚火上炎,故五心烦热、心悸失眠、口燥咽干,舌、脉为阴虚象。

【治则】补肾壮腰,偏阳虚者温补肾阳,偏阴虚者滋补肾阴。

【方药】偏阳虚:用右归丸(熟地黄、山萸肉、山药、枸杞子、菟丝子、杜仲、附子、肉桂、当归、鹿角胶);偏阴虚:用左归丸(熟地黄、山萸肉、山药、枸杞子、菟丝子、鹿角胶、龟板胶、川牛膝),以上随证加减。

第二十八节　痿　证

一、肺热伤津

突然肢体软无力,

发热口渴咽不利,

心烦肤燥难呼吸,

二便不利脉数细。

【常见证候】开始多有发热,突然出现肢体软弱无力,皮肤干燥甚则枯槁,心烦口渴,咳呛少痰,咽喉不利,甚则胸闷,呼吸困难,小便黄赤量少,大便干燥,舌质红苔黄,脉细数。

【病因病机】温热犯肺,温为阳邪,故病之初发热,发病急;五脏失润,经脉肌肤失养,故肢体软弱无力;肺燥伤津,气阴受损,津液不能输布周身,故皮肤干燥,甚则枯槁;热邪伤阴,故心烦口渴、溲赤短、大便干;津液耗伤不能上润肺,故咳呛少痰、咽干不利,甚则胸闷、呼吸困难;舌、脉为虚热内盛象。

【治则】清热润燥,养阴生津。

【方药】清燥救肺汤(桑叶、石膏、生甘草、人参、胡麻仁、阿胶、麦冬、杏仁、枇杷叶)。高热不退者,重用石膏加知母、金银花、连翘;咳呛少痰、咽燥甚、呼吸困难者,加桑白皮、瓜蒌、川贝、天花粉、芦根、沙参。

二、脾胃虚弱

下肢痿软病缓发,

少气懒言面无华,

精神疲惫身困乏,

腹胀便溏食欲差。

【常见证候】起病缓慢,肢体软弱无力,逐渐加重,甚则肌肉萎缩,少气懒言,精神疲惫,身困乏,腹胀便溏,食欲差,舌淡苔薄白,脉细弱。

【病因病机】脾胃虚弱,气血生化之源不足,故下肢痿软无力、面色无华、少气懒言;脾虚不运则腹胀便溏、食欲差;舌、脉为脾胃虚弱象。

【治则】补中益气,健脾升清。

【方药】参苓白术散(莲子肉、薏苡仁、砂仁、桔梗、扁豆、茯苓、人参、甘草、白术、山药、大枣)。夹食积不运、胃脘胀满、呕恶者,加三仙;有瘀血者,加当归、丹参、川芎。

三、肝肾亏损

起病缓慢久不愈,

渐见肢痿软无力,

腰膝酸软站不起,

肌肉萎缩难步履。

【常见证候】起病缓慢,病久不愈,渐见肢体痿软无力,尤以下肢明显,腰膝酸软,不能久站,甚至步履困难,肌肉萎缩,伴头目眩晕,耳鸣耳聋,头发干枯脱落,口咽干燥,遗精遗尿,妇女月经不调,舌红苔少,脉细数。

【病因病机】肝肾精血亏虚,筋脉失于濡养,故肢体软弱无力、腰膝酸软不能久立、步履困难、肌肉萎缩;肾开窍于耳,肝开窍于目,发为血之余,肝肾亏虚,无力上荣,故头目眩晕、头发干枯、耳鸣耳聋、口咽干燥;肝肾亏虚,精关不固,故遗精遗尿、月经不调;舌、脉为阴虚内热象。

【治则】补益肝肾,滋阴清热。

【方药】虎潜丸(黄柏、龟甲、知母、生地黄、陈皮、白芍、锁阳、虎骨、干姜),酌加黄芪、党参、何首乌;或选用地黄饮子(熟地黄、生地黄、巴戟天、石斛、肉苁蓉、五味子、肉桂、茯苓、麦冬、制附子、石菖蒲、远志、山萸肉)。

四、脉络瘀阻

四肢痿软肌消瘦,

或有跌仆病日久,

疼痛麻木青筋露,

舌体瘦小难伸收。

 简 释

【常见证候】病程久或有跌扑损伤史,四肢日渐痿软,肌肉消瘦或手足麻木疼痛,肌肤不仁,肢冷,四肢青筋显露,舌体瘦小不能伸缩,舌质暗淡,或有瘀点,脉细涩。

【病因病机】痿症日久不愈,气虚血行无力,故血淤,或易跌扑损伤;瘀血阻滞经络,肌肉经脉失养,故四肢痿软、肌肉消瘦、手足麻木、肌肤不仁;脉络凝滞,故见四肢青筋显露;瘀阻舌络,舌体失荣,则瘦小不能伸缩;舌、脉为气血瘀滞证表现。

【治则】益气养营,活血化瘀。

【方药】补阳还五汤(黄芪、当归、赤芍、地龙、川芎、桃仁、红花)。手足麻木甚、苔厚腻者,加橘络、木瓜、僵蚕;下肢痿软无力、难行者,加杜仲、锁阳、桑寄生。

第二章　其他常见病症

第一节　月经不调

一、月经先期

（一）气虚证

1. 心脾两虚

经提前量多色淡，
懒言语神疲体倦，
心忡悸健忘难眠，
食欲欠腹坠溏便。

 简 释

【常见证候】经期提前，量多色淡质稀，气短懒言神疲体倦，心悸怔忡，健忘失眠，食欲不佳，小腹有空坠感，舌质淡苔薄润，脉虚大无力。

【病因病机】中气虚弱，脾不统血，冲任不固，则月经提前；气虚火衰不能化血为赤，则色淡质稀；中气不足，则神疲体困、气短懒言；脾虚而气血生化不足，则心失所养，故怔忡心悸、健忘失眠；中气虚，则食少便溏、小腹有空坠感；舌、脉为气虚象。

【治则】健脾养心,补益气血。

【方药】归脾汤(见本篇第一章第六节)。月经量多者,加血余炭、龙骨、牡蛎、升麻。

2.肾气虚证

经期提前色淡黯,

头晕耳鸣腰膝软,

面色晦暗有黯斑,

经量多少会有变。

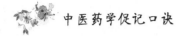

【常见证候】经期提前,经量或多或少,色淡黯质清稀,腰酸腿软,头晕耳鸣,面色晦暗,或有黯斑,舌质淡苔白润,脉沉细。

【病因病机】肾气不足,封藏失职,冲任不调,故月经提前、经量增多;肾虚精血不足,则经量少、头晕耳鸣;肾阳虚弱,血失温煦,故经色淡黯质稀、面色晦暗;腰府失荣,筋骨不健,故腰膝酸软;舌、脉为肾虚证表现。

【治则】补益肾气,固冲调经。

【方药】固阴煎(菟丝子、熟地黄、山萸肉、人参、山药、五味子、远志、炙甘草)。经色淡黯、质清稀者,加鹿角胶;经量多者,加补骨脂、续断。

(二)血虚证

1.阴虚血热

经提前量多或少,

色红稠两颧红潮,

五心热咽干口燥,

脉细数舌红苔少。

【常见证候】经期提前,量少或多,色红质稠,两颧潮红,五心烦热,咽干口燥,舌红苔少,脉细数。

【病因病机】阴虚内热,热扰冲任,冲任不调,迫血妄行,故经期提前;阴虚血少,血海不得充盈,则经量少;虚热伤络,血受热迫,则经量多;血为热灼,则经色红而质稠;虚热上浮,则两颧红;虚热伤阴,则五心烦热、咽干口燥;舌、脉为阴虚内热证表现。

【治则】养阴清热,凉血调经。

【方药】两地汤(生地黄、地骨皮、玄参、白芍、麦冬、阿胶)。经量多甚者,加地榆炭、仙鹤草;有血块者,加茜草。

2. 阳盛血热

经先期量多深红,
质稠黏夹絮块状,
口咽干渴喜饮冷,
心烦躁大便干硬。

【常见证候】经期提前,量多色深红,质稠夹絮块状,口咽干渴,喜冷饮,心烦大便燥结,小便短赤,舌质红苔黄,脉数。

【病因病机】阳盛则热,热扰冲任,冲任不固,经血妄行,故月经提前、经量增多;血为热灼,故经色深红或紫红,质黏稠夹絮块状;热甚伤津,则口咽干渴喜冷饮、大便燥结、小便短赤;热邪扰心,故心烦面红;舌、脉为热盛于里证表现。

【治则】清热凉血,固冲调经。

【方药】清经散(牡丹皮、地骨皮、白芍、生地黄、青蒿、茯苓、黄柏)。腹痛夹血块者,加益母草、蒲黄、三七;量多甚者,加地榆炭、炒槐花、仙鹤草;气虚甚者,加黄芪、太子参。

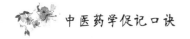

3.肝郁血热

量多或少色深红，
质稠夹杂絮块状，
两乳少腹胀又疼，
口苦咽干神不宁。

【常见证候】经期提前，量多或少，经色深红或紫红，质稠，或夹有絮状血块，经前两乳和少腹胀痛，心烦不宁，口苦咽干，舌红苔黄，脉弦数。

【病因病机】肝郁化热，热扰冲任，经血妄行，故经期提前；肝失疏泄，血海失调，故经量或多或少；血受热灼，则经血深红或紫红，质稠，或夹血块；肝郁经血不畅，故少腹胀痛；肝火上扰，火邪伤津，则心烦神不宁、口苦咽干；舌、脉为肝郁化火证表现。

【治则】疏肝清热，凉血调经。

【方药】丹栀逍遥丸（牡丹皮、栀子、柴胡、当归、白芍、白术、茯苓、甘草、生姜、薄荷）。少腹胀痛甚者，加郁金、川楝子、延胡索；经行不畅者，加益母草、泽兰、丹参。

二、月经后期

（一）肾虚证

经延后量少色淡，
头晕鸣腰膝酸软，
面无华肤色晦暗，
苔薄白脉虚细弦。

【常见证候】经期延后，量少色淡质稀，头晕耳鸣，腰膝酸软，面色晦暗,苔薄白,脉虚细弦。

【病因病机】肾虚精亏,冲任不足,血海不能按时满溢,故经期延后量少;肾气不足,肾阳虚弱,血失温煦,故色淡质稀;肾虚精血少,不能上荣头目,故头晕耳鸣;肾虚外府失养,故腰膝酸软;肾色上泛,则面色晦暗;舌、脉为肾虚之象。

【治则】补肾益气,养血调经。

【方药】当归地黄饮(当归、熟地黄、山药、山萸肉、杜仲、牛膝、炙甘草)。腰膝酸软甚者,加菟丝子、巴戟天、淫羊藿;带下量多清稀者,加鹿角霜、金樱子;量少者,加丹参、川芎。

(二)血虚证

经期延后量少稀,

头昏眼花烦不寐,

小腹隐痛面苍萎,

舌淡苔薄脉细微。

【常见证候】经期延后,量少色淡质稀,少腹绵绵作痛,头晕目花,心烦不寐,面色苍白或萎黄,舌质淡红,苔薄白,脉细微。

【病因病机】营血亏虚,冲任失养,血海不能如期满溢,故经期延后;营血不足则经期量少,精微不足则经血色淡质稀;血虚胞脉失养,故小腹绵绵作痛;血虚不能上荣,故头晕目花,面色苍白或萎黄;血虚心神失养,故心烦不寐;舌、脉为血虚之象。

【治则】补血填精,益气调经。

【方药】大补元煎(人参、山药、熟地黄、杜仲、枸杞子、当归、山萸肉、炙甘草)。经量少者,加鸡血藤、丹参;少腹隐痛者,加白芍、阿胶。

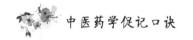
（三）血寒证

1. 虚寒证

经期延后量少淡，
小腹隐痛喜温按，
面色苍白头晕眩，
腰酸无力稀溏便。

 简释

【常见证候】经期延后，量少色淡质稀，小腹隐痛，喜温喜按，面色苍白头晕目眩，腰酸无力，小便清长，大便稀溏，舌淡苔白，脉沉迟无力。

【病因病机】阳气不足，内寒太盛，寒凝冲任血海满溢延迟，故经期延后量少；内寒血失温煦，故经血色淡质稀；阳虚则胞脉失养，故小腹隐痛、喜温喜按；头为诸阳之会，阳虚不能上荣，则头晕目眩、面色苍白；肾阳不足，外府失养，故腰酸无力；脾阳亏损，则大便稀溏；舌、脉为虚寒证表现。

【治则】温阳散寒，养血调经。

【方药】温经汤（吴茱萸、当归、白芍、川芎、阿胶、人参、麦冬、桂枝、牡丹皮、半夏、甘草生姜）。小腹痛甚、畏寒肢冷者，加巴戟天、淫羊藿、小茴香。

2. 实寒证

经延后色黯块状，
小腹痛得热减轻，
喜温热畏寒肢冷，
面无华肤色苍青。

 简释

【常见证候】经期延后，量少，色黯有血块，小腹冷痛，得热痛减，喜温热，畏寒肢冷，面无华，肤色苍青，舌质淡黯，苔薄白，脉沉紧。

【病因病机】寒为阴邪,致气滞血凝,运行不畅,血海不能按时满溢,故经期延后,量少色暗有血块;寒凝血滞,不通则痛,故小腹冷痛,得热血行稍畅则痛减;寒邪伤阳,阳气不能外达,故畏寒肢冷、面色苍青;舌、脉为实寒证表现。

【治则】温经散寒 活血调经。

【方药】温经汤(妇人大全良方)(人参、当归、川芎、白芍、肉桂、莪术、牡丹皮、牛膝、甘草)。经量少者,加鸡血藤、丹参、益母草;量多者,加炮姜、艾叶去莪术;腹痛甚者,加延胡索、蒲黄、五灵脂、小茴香、香附。

(四)气滞证

经期延后色黯红,
精神抑郁小腹痛,
胸胁乳房憋痛胀,
舌暗苔黄脉弦象。

【常见证候】经期延后,量少色黯红或有血块,小腹胀痛,精神抑郁,胸胁乳房憋闷胀痛,舌黯红苔薄黄,脉弦。

【病因病机】情志抑郁,气机不和,血为气滞,冲任不畅,则经期延后,量少色黯;肝郁气滞,经脉受阻,故小腹胸胁乳房胀痛;舌、脉为肝郁气滞证表现。

【治则】理气行滞,活血调经。

【方药】乌药汤(乌药、香附、木香、当归、甘草)。小腹痛甚者,加延胡索;胸胁乳房胀痛甚者,加柴胡、郁金、王不留行、川楝子;月经量过少者,加桃仁、丹参、川芎。

(五)痰湿证

延后期黏液夹经,
带下多形体肥胖,

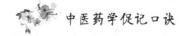

脘闷呕腹满便溏,

苔白腻脉呈滑象。

简释

【常见证候】经期延后,经量或多或少,经血夹杂黏液,带下量多,形体肥胖,脘闷呕恶,腹满便溏,舌淡胖苔白腻,脉滑。

【病因病机】脾为生痰之源,脾虚不能运化水湿,聚尔成痰,壅滞冲任,气血不畅,血海不能满溢,则经期延后,量少;痰湿下注,带脉失约,故带下量多,脾失健运,则形体肥胖、腹满便溏;痰湿阻塞气机,故脘闷呕恶;舌、脉为痰湿阻滞证表现。

【治则】燥湿化痰,理气调经。

【方药】苍术导痰丸(苍术、香附、陈皮、半夏、茯苓、甘草、枳壳、天南星、生姜、神曲)。月经日久不至者,加当归、川芎、牛膝;带下甚者,加车前子、薏苡仁;胸闷呕恶者,加砂仁、木香。

三、月经先后无定期

(一)肝郁证

经有血块色黯红,

量多或少期不定,

胸胁乳腹闷胀痛,

精神郁闷太息应。

简释

【常见证候】经期不定时,量或多或少,色黯红有血块,胸胁、乳房、少腹胀痛,精神郁闷,时作太息,苔薄白,脉弦。

【病因病机】肝气郁结,疏泄失常,冲任不调则经期紊乱,量多或少;气郁血滞,经行不畅,则色黯红,有血块;肝气郁滞,经脉不利,则胸胁、乳房、少腹胀痛;气机郁阻,故精神郁闷、时作太息;脉象和舌苔示肝郁之证。

【治则】疏肝解郁,和血调经。

【方药】逍遥散(柴胡、当归、白芍、白术、甘草、生姜、薄荷)。胀痛甚者,加香附、延胡索、蒲黄、五灵脂;肝郁化热者,加牡丹皮、栀子;经量多者,加茜草、贯众炭;脘闷胀者,加枳壳、陈皮。

(二)肾虚症

经期不定量少色淡,

头晕耳鸣腰膝酸软。

【常见证候】经期不定,量少色淡质稀,头晕耳鸣,腰膝酸软,舌淡苔白,脉细弱。

【病因病机】肾气不足,封藏失职,冲任不调,血海满溢失常,故经期不定,肾气亏虚,精血不足则经量少,色淡质稀;肾虚髓海失养故头晕耳鸣;腰膝酸软乃肾虚之故;舌、脉为肾虚证表现。

【治则】补益肾气,调固冲任。

【方药】固阴煎(见本章第一节)。腰冷痛者,加肉桂、巴戟天;经量少者,加鸡血藤、丹参;经量多者,加乌贼骨、龙骨、牡蛎。

(三)脾虚证

量多或少稀色淡,

面黄无华倦懒言,

脘腹胀满烦失眠,

纳呆便溏脉弱缓。

【常见证候】经期不定,量多或少,质稀色淡,面色萎黄无华,困倦懒言,脘腹胀满,心烦失眠,少食纳呆,便溏身懒,舌淡苔白,脉缓弱。

【病因病机】脾气虚弱,生化不足,血海不充,故经期不定,经量或多或少;生化不足,气血俱虚,故经血色淡质稀、面色萎黄无华、困倦懒言;四肢肌肉失养,故怠懒;脾失健运,故食少纳呆、脘腹胀满、大便溏薄;气血不足,心失所养,故心烦失眠;脉象和舌苔示脾虚证。

【治则】补脾益气,养血调经。

【方药】归脾汤(见本篇第一章第六节)。量过少者,加熟地黄、枸杞子;量过多者,加升麻、乌贼骨、焦艾叶。

第二节 痛 经

一、气滞血瘀

经前经期小腹痛,
量少拒按经不畅,
经血瘀块色黯红,
胸胁乳房亦痛胀。

 简 释

【常见证候】经前或经期小腹胀痛拒按,经量少,不畅,有瘀块,胸胁乳房胀痛,舌紫黯或有瘀点,脉弦或涩。

【病因病机】肝气郁结,疏泄失职,血行不畅,气血下注,冲任胞脉,气血壅滞,故小腹胀痛拒按;冲任气滞血瘀,故经少不畅,血有瘀块;肝郁气滞,则胸胁乳房胀痛;舌、脉为气滞血瘀之象。

【治则】理气活血,化瘀止痛。

【方药】少腹逐瘀汤(当归、赤芍、川芎、蒲黄、五灵脂、小茴香、干姜、肉桂、没药、延胡索)加减。恶心呕吐者,加吴茱萸、半夏、陈皮;郁而化热,心烦口苦者,加栀子、郁金。

二、寒凝血瘀

经前经期小腹冷痛，
腹痛拒按得热减轻，
量少色暗瘀血块状，
经行不畅形寒肢冷。

【常见证候】经前或经期小腹冷痛拒按，得热痛减，色黯有血块，形寒肢冷，舌质淡苔白，脉沉紧。

【病因病机】寒客冲任，血为寒凝，气血凝滞，不通则痛，故小腹冷痛拒按，得热后痛减；寒凝血瘀，冲任失畅，故经行不畅，量少色黯有血块；寒伤阳气故形寒肢冷；舌、脉为寒凝血瘀证表现。

【治则】温经散寒，化瘀止痛。

【方药】少腹逐瘀汤（见前）加减。寒凝气闭痛甚、四肢冷厥、冷汗淋漓者，加附子、细辛、巴戟天；小腹冷痛甚者，加艾叶、吴茱萸。

三、湿热蕴结

经期推后或前，
小腹灼痛拒按，
痛连腰骶色黯，
质稠有块热感。

【常见证候】经前期或经后期，小腹灼痛拒按，痛甚连腰骶，经色黯红，质稠有块，有热感，舌红苔黄腻，脉滑数。

【病因病机】湿热蕴结冲任，气血运行不畅，经期前后不定；气血壅滞，不通则痛，故小腹灼痛拒按；胞脉系于肾，故痛连腰骶；血为热灼，故质稠色

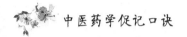

黯,有热感;舌、脉为湿热蕴结证表现。

【治则】清热除湿,祛瘀止痛。

【方药】清热调血汤(牡丹皮、黄连、生地黄、当归、白芍、川芎、红花、桃仁、莪术、香附、延胡索),加车前子、败酱草、薏苡仁。经量过多者,加地榆、槐花;带下多色黄者,加苍术黄柏。

四、气血虚弱

> 经期推后或提前,
> 小腹隐痛喜揉按,
> 经血量少质稀淡,
> 头晕心悸神疲倦。

【常见证候】经期提前或推后,小腹隐痛喜按,经血量少、色、淡、质稀,神疲乏力,头晕心悸,面色苍白,失眠多梦,舌质淡,苔薄白,脉细弱。

【病因病机】气血不足冲任虚,胞宫冲任失养,故经期或前或后、小腹隐痛喜按;气血两虚,血海未满而溢,故月经量少、色淡、质稀;气虚中阳不振,故神疲困倦;血虚则心神失养,故头昏心悸、少眠多梦、面色苍白;舌、脉为气血虚弱之象。

【治则】益气养血,调经止痛。

【方药】圣愈汤(人参、黄芪、当归、白芍、川芎、熟地黄)。月经夹血块者,加蒲黄、五灵脂;畏寒肢冷者,加肉桂、小茴香、艾叶。

五、肝肾亏虚

> 小腹痛绵绵喜按,
> 经量少质稀色淡,
> 头晕鸣腰膝酸软,
> 苔淡薄脉象细弦。

【常见证候】经期提前或推后,小腹痛,绵绵喜按,经行量少、色淡、质稀,头晕耳鸣,腰膝酸软,舌淡苔薄,脉细弦。

【病因病机】肝藏血,肾藏精,肝肾亏虚,胞宫失养,经滞不行,故小腹绵绵作痛,喜按;肝肾亏虚,血海未满而溢,故月经量少、色淡、质稀;肝肾虚精血不足,肾府失养,故腰膝酸软;上不能营养清窍则头晕耳鸣;舌、脉为肝肾亏虚之象。

【治则】补养肝肾,调经止痛。

【方药】调肝汤(当归、白芍、山茱萸、巴戟天、阿胶、山药、甘草)。胸胁乳胀痛甚者,加柴胡、川楝子;腰痛者,加桑寄生、杜仲、狗脊。

第三节　崩　漏

一、血热证

(一)虚热证

非时而下血鲜红,
淋漓不止或大量,
潮热心烦神不宁,
咽干口渴欲饮凉。

【常见证候】经血非时而下,量少淋漓不止,或量多势急,血色鲜红质稠,潮热心烦,心神不宁,咽干口渴欲饮凉,舌红少苔,脉细数。

【病因病机】阴虚里热,热扰冲任血海,故经血非时而下,量少淋漓不止,或量多势急;热灼阴血,则月经色鲜红、烦热、心神不宁、咽干口渴欲饮

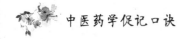

凉;舌、脉为阴虚内热证表现。

【治则】养阴清热,固冲止血。

【方药】上下相资汤(人参、沙参、玄参、麦冬、玉竹、五味子、熟地黄、山萸肉、车前子、牛膝)。出血不止,久漏不止者,加失笑散、三七、益母草;阴虚阳亢,烘热汗出者,加白芍、龟甲、珍珠母。

(二)实热证

非时而下多如崩,

淋漓不断色深红,

心烦口渴头晕鸣,

脉象滑数舌苔黄。

【常见证候】经血非时而下,量多如崩,淋漓不断,血色深红质稠,心烦口渴,头晕耳鸣面赤,舌红苔黄,脉滑数。

【病因病机】热盛于内,灼伤冲任,迫血妄行,故血量多如崩,或淋漓不断;血为热灼,则色深红质稠;邪热上扰,则心烦口渴、头晕耳鸣、面赤;舌、脉为血热证表现。

【治则】清热凉血,固冲止血。

【方药】清热固经汤(生地黄、地骨皮、龟甲、牡蛎、阿胶、黄芪、藕节、棕榈炭、栀子、地榆)加减。心烦易怒者,加柴胡、夏枯草、龙胆草;大便秘结者,加大黄、火麻仁。

二、血瘀证

经血淋漓或量大,

血色紫黯瘀块夹,

小腹疼痛拒按压,

瘀块排出痛减啦。

【常见证候】经血淋漓不断,或突然下血,血色紫黯有瘀块,小腹疼痛拒按,瘀血块排出则痛减,舌黯有瘀点或斑,脉涩或弦涩。

【病因病机】瘀血阻于冲任,血不循经,故经血淋漓不断,或突然下血;经血运行不畅,则血色紫黯有块;瘀血阻络不通故小腹疼痛拒按;瘀块排出故痛减;舌、脉为瘀血表现。

【治则】化瘀止血,理气止痛。

【方药】逐瘀止崩汤(当归、川芎、三七、没药、五灵脂、牡丹皮、炒丹参、炒艾叶、阿胶、炒蒲黄、龙骨、牡蛎、乌贼骨)加减。小腹冷痛者,加乌药、炮姜;胸胁胀痛者,加柴胡、香附。

三、肾虚证

(一)肾阳虚证

经血淋漓质稀色淡,
精神萎靡头目虚眩,
小便清长腰膝酸软,
四肢不温身冷畏寒。

【常见证候】经血淋漓,色淡红质稀,精神萎靡,头目虚眩,小便清长腰膝酸软,四肢不温,身冷畏寒,苔薄白,脉沉弱。

【病因病机】肾阳亏虚,冲任寒滞,封藏不固,故经血淋漓;肾阳虚则畏寒肢冷,经血不得温煦,故色淡质稀;肾精亏,故精神萎靡、头目虚眩;外府失养,故腰膝酸软;膀胱失于气化,故小便清长;舌、脉为肾阳虚证表现。

【治则】温肾助阳,固冲止血。

【方药】右归丸(熟地黄、山药、山萸肉、枸杞子、菟丝子、杜仲、制附子、肉桂、当归、鹿角胶)。气虚明显者,加党参、黄芪;血量多有块者,加乳香、

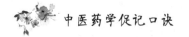

没药、五灵脂。

（二）肾阴虚证

出血淋漓经期乱，
血量或多色紫黯，
头晕耳鸣腰膝软，
手足心热赤唇颧。

【常见证候】经乱无期，出血淋漓不尽，或量多，色紫质稠，头晕耳鸣，腰膝酸软，手足心热，颧赤唇红，舌红苔少，脉细数。

【病因病机】肾阴不足，虚火内炽，热伏冲任，迫血妄行，故经乱无期，出血淋漓不尽或量多；阴虚内热，故经血色紫质稠；肾虚清窍失养，故头晕耳鸣；外府失养，故腰膝酸软；阴虚内热，故手足心热；虚火上浮，则颧红唇赤；舌、脉为阴虚证表现。

【治则】滋肾养阴，固冲止血。

【方药】左归丸（熟地黄、山药、山萸肉、枸杞子、菟丝子、鹿角胶、龟板胶、川牛膝）。内热甚者，加女贞子、旱莲草、生地黄、麦冬、地骨皮；心烦失眠者，加五味子、首乌藤。

四、脾虚证

血淋漓质稀色淡，
四肢凉神疲气短，
面苍白纳呆食减，
苔薄白舌淡脉缓。

【常见证候】经血淋漓不断，色淡质稀，神疲气短，四肢不温，纳呆食减,面色苍白,苔薄白,舌淡,脉细缓。

【病因病机】脾虚不统血,冲任不固,故经血淋漓不断;脾虚化源不足,则色淡质稀;中气不足,故神疲气短;四肢失于温养,故四肢不温;脾虚运化无力,故食少纳呆、面色苍白;舌、脉为脾虚证表现。

【治则】健脾益气,养血止血。

【方药】固本止崩汤(熟地黄、白术、黄芪、当归、黑姜、人参)合固冲汤(黄芪、白术、煅龙骨、煅牡蛎、山萸肉、白芍、乌贼骨、茜草、棕榈炭、五倍子)加减。久漏不止者,加升麻、藕节炭、炒蒲黄;出血量大,肢冷汗出,脉微欲绝,有气随血脱危候者,应用独参汤或生脉散救治。

第四节　带　下

一、脾虚证

> 量多色白质薄稀,
> 连绵不断无臭味,
> 面色苍白肢冷逆,
> 神疲纳呆小腹坠。

【常见证候】带下量多,色白质稀薄,连绵不断,无臭味,面色苍白,四肢不温,神疲乏力,纳少,小腹坠胀,便溏,足浮肿,舌质淡,苔薄白,脉缓弱。

【病因病机】脾气虚,运化失职,水湿内停,流注于下损伤任带二脉,发为带下,则量多色白,质稀薄无臭味,绵绵不断;脾虚中阳不振,则面色苍白、四肢不温、神疲乏力;脾虚不运,故纳呆、小腹坠胀或便溏;舌、脉为脾阳虚证表现。

【治则】健脾益气,除湿止带。

【方药】完带汤(白术、山药、人参、白芍、苍术、甘草、陈皮、黑芥穗、柴胡、车前子)加减。病久不愈需扶脾者,加扁豆、薏苡仁;腰痛者,加杜仲、

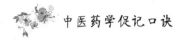

菟丝子;腹痛者,加香附、艾叶;肾虚者,加巴戟天、鹿角、乌贼骨;月经量多者,加龙骨、牡蛎、芡实、白果、金樱子。

二、肾虚证

> 带下清冷如蛋清,
> 淋漓不断腰酸痛,
> 头晕耳鸣畏寒冷,
> 腹冷尿频大便溏。

【常见证候】带下清冷如鸡蛋清,量多,终日淋漓不断,头晕耳鸣,腰酸腿软,畏寒肢冷,小腹冷或尿频便溏,舌淡苔薄白,脉沉细而迟。

【病因病机】肾阳不足,命门火衰,带脉失约,任脉不固,津液下泄,故带下清冷如蛋清,量多;肾虚髓海不足,则头晕耳鸣;外府失养,故腰酸痛腿软;阳虚则寒,故畏寒肢冷;气化失常,故尿频;命门火衰,故便溏;舌、脉为肾阳虚证表现。

【治则】温肾助阳,涩精止带。

【方药】内补丸(鹿茸、菟丝子、沙苑子、黄芪、白蒺藜、肉桂、桑螵蛸、紫菀、肉苁蓉、制附子、茯神)。带下清冷如水、畏寒肢冷甚者,加艾叶、补骨脂;便溏者,加补骨脂、肉豆蔻、白术;腰痛甚者,加桑寄生、川续断、杜仲。

三、湿热证

> 量多色黄稠如脓,
> 腥臭味浓外阴痒,
> 口苦咽干尿赤黄,
> 或伴低热尿不爽。

【常见证候】带下量多,色黄,质稠如脓,有臭味,外阴瘙痒,口苦咽干,小便赤黄,大便不爽,或伴低热,舌红苔黄腻,脉濡数。

【病因病机】湿热之邪,损伤任带二脉,而发为带下,则带下量多色黄,质稠如脓,有臭味;湿热之邪侵袭,故外阴瘙痒、口苦咽干、或有低热;伤津则小便赤黄;下注则大便不爽;舌、脉为湿热下注之象。

【治则】清热利湿止带。

【方药】止带方(猪苓、茯苓、车前子、泽泻、茵陈、赤芍、牡丹皮、黄柏、栀子、牛膝)加减。因肝经湿热下注而带下量多色黄绿黏稠污臭、阴痒甚、烦躁易怒、口苦咽干、头晕耳鸣者,宜加龙胆泻肝丸,外用苦参、黄芩、黄柏、甘草各 15~30 克,煎水坐浴。

第五节　妊娠恶阻

一、脾胃虚弱

妊娠早期发恶呕,
脘腹胀满食入吐,
神疲嗜睡懒行走,
偏食入口亦恶阻。

【常见证候】妊娠早期恶心呕吐,脘腹胀满,食入即吐,神疲怠倦,懒于行走,贪卧贪睡,时有偏食,但可能入口即吐,舌淡苔白,脉缓滑无力。

【病因病机】胃气素弱,孕后血聚于下养胎元,胃气愈弱,失于和降,故上逆致恶心呕吐,或食入即吐;脾胃虚弱,运化失司,则脘腹胀满;清阳不升则神疲,身懒欲卧睡;时有偏食缘胃失和降;脉象和舌苔示脾胃虚弱之证。

【治则】健脾和胃,降逆止呕。

【方药】香砂六君子汤(人参、白术、茯苓、炙甘草、陈皮、姜半夏、木香、砂仁、灶心土、老姜、大枣)加味。脾虚寒者,加丁香、白豆蔻;呕吐痰涎者,加厚朴、苏叶、瓜蒌、黄连。

二、肝胃不和

妊娠早期发呕逆，

吐酸苦水不知饥，

胸闷胁胀神情抑，

口苦咽干烦欲寐。

【常见证候】妊娠初期恶心呕逆，呕吐酸水或苦水，纳差，不知饥，胸闷胁胀，神志抑郁，口苦咽干，心烦欲寐，舌红苔薄黄，脉弦滑。

【病因病机】肝郁气滞，失于疏泄，肝气犯胃则呕吐；肝气上逆，胆汁外溢则吐酸苦水、纳差、不知饥；肝气不疏故胸闷胁胀、神志抑郁；肝气上逆则头晕、心烦欲寐；舌、脉为肝胃不和证表现。

【治则】抑肝和胃，降逆止呕。

【方药】橘皮竹茹汤(人参、陈皮、竹茹、甘草、生姜、大枣)加姜半夏、白芍、枇杷叶、柿蒂、乌梅。

第六节　恶露不尽

一、气虚不摄

产后恶露连绵，

量多质稀色淡，

神倦乏力懒言，

舌淡苔薄脉缓。

【常见证候】产后恶露不止,色淡量多质稀,无臭味,神疲乏力懒言,舌淡苔薄白,脉缓弱。

【病因病机】气虚统摄无权,冲任不固,故产后恶露不止,量多;血失气化则色淡质稀,无臭味;气虚中阳不振则神倦无力、气短懒言;舌、脉为气虚之象。

【治则】补气摄血固冲。

【方药】补中益气汤(人参、黄芪、白术、陈皮、当归、甘草、柴胡、升麻)加阿胶、艾叶、乌贼骨。有瘀滞者,加益母草、五灵脂。

二、热血妄行

产后恶露量多秽,

色红质稠有臭味,

面色潮红身热虚,

舌红少苔脉虚细。

【常见证候】产后恶露量多、色红、质稠,有臭味,面色潮红,身热口干,舌红少苔,脉虚细。

【病因病机】产后营阴亏耗,虚热内生,气郁化热,热扰冲任,迫血妄行,则恶露过期不止,量多、色红、质稠、有臭味;虚热上浮,则面色潮红、身热;阴液不足则口干;舌、脉为血热之象。

【治则】养阴清热,凉血止血。

【方药】保阴煎(生地黄、熟地黄、黄芩、黄柏、白芍、山药、续断、甘草)加煅牡蛎。量多不止者,加旱莲草、乌贼骨、炒地榆。

三、血瘀阻滞

恶露量少色紫黯,

小腹疼痛拒揉按，
扪之有块露流现，
舌紫或黯有瘀点。

【常见证候】恶露量少，色紫黯有块，小腹疼痛拒按，扪之有块，恶露可流出，舌紫黯或有瘀点，脉弦涩。

【病因病机】瘀血内阻冲任，新血不得归经，则恶露量少、色黑、有块；瘀血阻滞，不通则痛，故小腹疼痛拒按，扪之有块，恶露可从阴道流出；舌、脉为瘀血之象。

【治则】活血化瘀止血。

【方药】生化汤（桃仁、当归、川芎、炮姜、炙甘草）加益母草、茜草、三七、蒲黄。

第七节　缺　乳

一、气血虚弱

产后乳少质稀清，
乳房柔软不感胀，
神疲食少面白苍，
舌淡苔少脉细象。

【常见证候】产后乳少或全无，乳汁清稀，乳房柔软无胀感，神疲食少，面色苍白，舌淡苔少，脉细弱。

【病因病机】气血为生乳之源，气虚血少则生乳乏源，故乳少或全无，无胀感；气血不足乃因脾虚健运无力，则神疲食少、面色苍白；舌、脉为气血虚弱之象。

【治则】补气养血通乳。

【方药】通乳丹（人参、黄芪、当归、木通、桔梗、猪蹄）。气虚者,加党参;食少者,加砂仁、佛手;便溏者,加白术、茯苓、扁豆;头晕心悸者,加阿胶、白芍。

二、肝郁气滞

产后乳汁少或无,
乳房疼痛闷胀堵,
奶水极少质浓稠,
胸胁胀闷无胃口。

【常见证候】产后乳少或全无,乳房疼痛,闷胀堵塞,奶水极少,质浓稠,胸胁胀痛,纳差,舌红,脉弦数。

【病因病机】肝气郁结,气机不畅,乳络受阻,故乳少或全无;气滞乳积则乳房疼痛、闷胀堵塞、乳汁浓稠;肝气郁滞则胸胁胀闷;木郁克土,脾失运化则纳差;舌、脉为肝郁气滞之象。

【治则】疏肝解郁通络。

【方药】下乳涌泉散〔当归、川芎、天花粉、白芍、生地黄、甘草、柴胡、青皮、漏芦、桔梗、通草、白芷、穿山甲（现已不用）、王不留行〕。乳胀甚者,加橘红、丝瓜络、香附;乳房热、触之有块者,加蒲公英、赤芍、僵蚕、夏枯草、路路通。

第八节　瘾　疹

一、风热犯表

肤起风团色赤红,

热发冷减灼奇痒，

善行数变位不定，

时隐时现神不宁。

【常见证候】皮肤所起风团略高于皮肤，呈斑片状，色赤，遇热则发，遇冷则减；患处灼热剧痒，起病急，变化快，位无定处；心神不宁；舌红苔薄黄，脉浮数。

【病因病机】风热之邪客于肌表，侵袭血脉，郁于腠理，外不得透达，内不得疏泄，故起风团块；风为阳邪，善行数变，故起病急，时隐时现，发无定处，遇热则发，得冷则减，患处灼热奇痒；舌、脉为风热犯表证表现。

【治则】疏风清热，凉血止痒。

【方药】消风散(当归、生地黄、防风、蝉蜕、知母、苦参、胡麻仁、荆芥、苍术、牛蒡子、石膏、甘草、木通)。风热袭肺者，加金银花、连翘。

二、风寒束表

风团色白剧烈发痒，

遇冷则发遇热减轻。

【常见证候】肤起风团，色白剧痒，遇冷受风则发，遇热减轻，舌淡红，苔薄白，脉浮紧。

【病因病机】风寒外袭致营卫失和，邪气郁于腠理，故起淡红或白色风团，遇冷则发，受寒加重，得热则减轻；舌、脉为风寒束表证表现。

【治则】祛风散寒，调和营卫。

【方药】荆防败毒散(荆芥、防风、羌活、独活、柴胡、前胡、川芎、枳壳、茯苓、桔梗、甘草)合桂枝汤(桂枝、白芍、炙甘草、生姜、大枣)。恶风怕冷者，加黄芪、白术、防风。

三、湿热内蕴

肤起风团脘腹痛，

神疲纳呆便失常。

【常见证候】肤起风团，伴发脘腹疼痛，神疲纳呆，大便秘结或泄泻，舌红苔黄腻，脉滑。

【病因病机】脾胃不能运化水湿，复受风热之邪刺激，故见风团迭发不愈；脾失健运，食滞中焦，故脘腹疼痛、纳呆；热结肠腑则大便秘结；完谷不化，则大便泄泻；舌、脉为脾胃湿热证表现。

【治则】祛风清热除湿。

【方药】防风通圣丸（防风、荆芥、连翘、麻黄、薄荷、川芎、当归、白芍、白术、山栀、大黄、芒硝、石膏、黄芩、桔梗、滑石、甘草）加减。大便泄泻者，去大黄、芒硝、加砂仁；脘腹胀痛呕吐者，加枳实、厚朴。

四、气血两虚

风团反复历数年，

神疲乏力病迁延。

【常见证候】风团反复发作，迁延数年，神疲乏力，舌淡苔白薄，脉濡。

【病因病机】病久耗伤气血，血虚生风，故见皮疹反复发作，迁延数年，神疲乏力；舌、脉为气血两虚证表现。

【治则】养血祛风，益气固表。

【方药】当归饮子（当归、生地黄、白芍、川芎、首乌、荆芥、防风、白蒺藜、黄芪、生甘草）合玉屏风散。有瘀血者，加丹参、桃仁、红花。

第九节　痈

一、风热独盛(初期)

皮肉突发红肿痛，

随肿发热身不爽。

【常见证候】初期皮肉间突然红肿胀痛，表皮灼红疼痛，随着红肿痛可伴发热恶寒、头身不适，舌红苔薄黄，脉浮数。

【病因病机】发病迅速，局部灼红乃火热象；继而肿胀疼痛乃气血凝滞，邪热壅聚所致；邪气在表，营卫不和，故恶寒发热、头身痛；脉浮数。

【治则】祛风清热，行气解毒。

【方药】仙方活命饮〔金银花、甘草、穿山甲(现已不用)、天花粉、赤芍、白芷、贝母、乳香、没药、防风、皂角刺、当归尾、陈皮〕，外用如意金黄散。

二、湿热火毒(成脓期)

发热肿起如鸡啄，

口苦身热食不着，

局部中软应指波，

示脓已成即溃破。

【常见证候】患处发热、肿起，痛如鸡啄；发热口苦，无食欲；局部中软，应指有波动感，提示已成脓；此时应促其破溃，排出脓液。

【病因病机】热毒壅盛，热灼腐肉则高高肿起，疼痛加剧，跳痛如鸡啄；肉腐为脓，应指有波动感，脓为气血化生则口苦身热、无食欲。成脓后症有所缓,宜排脓促愈。

【治则】清热活血,托毒透脓。

【方药】黄连解毒汤(黄连、黄芩、黄柏、山栀)合透脓散(生黄芪、炮山甲、川芎、皂角刺),加金银花、连翘、蒲公英。外治:刺切排脓,用九一丹纱条引流,外敷金黄散。

三、脓泄邪退(溃后期)

> 排脓通畅新肉长,
> 脓不排净口难封,
> 肿消痛止增营养,
> 活血化瘀促复康。

【常见证候】患处脓出,症状减轻,排脓彻底则肿消痛止病愈;若疮口四周坚硬,排脓不畅或脓水稀薄,排不净则新肉难长,或体质虚弱不易收口,舌淡胖苔少,脉沉细无力。

【病因病机】脓疮溃后,若气血充足,排脓彻底,则肿消痛止而愈;若排脓不畅,残脓不净,则难以收口;若脓血大泄,气血耗伤,体质虚弱,生肌无力,则不易愈合。后两种情况宜排残脓,活血化瘀,增强营养,促进康复。

【治则】体虚者,应调补气血;瘀块坚硬者,应活血化瘀、托里排毒。

【方药】体虚者用八珍汤;局部疼痛肿硬不消者用托里消毒散(生黄芪、当归、金银花、皂角刺、白芷、川芎、白芍、桔梗、人参、白术、茯苓、甘草),外用生肌散。

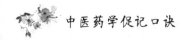

第十节　湿　疮

一、湿热浸淫

皮肤红热急发病，

水疱渗液又瘙痒，

糜烂流水灼痒痛，

身热心烦全身恙。

简 释

【常见证候】发病急，皮肤潮红灼痛，水疱有渗出液，瘙痒，可泛发全身，伴身热心烦，舌红苔腻，脉滑数。

【病因病机】本病为内生湿热兼外受风邪客于肌肤所致。风性轻扬善行数变，故发病急、泛发全身；湿为阴邪，其性重浊黏滞而趋下，袭于腠理，水湿蕴内，故疱疮糜烂渗液；风湿夹热蕴结，故致皮肤潮红、灼热瘙痒、身热心烦；舌、脉为湿热内生外受风邪之象。

【治则】清热利湿。

【方药】萆薢渗湿汤（萆薢、薏苡仁、黄柏、赤芍、牡丹皮、泽泻、滑石、通草）。水疱多，破后渗液多者，加土茯苓、鱼腥草；瘙痒甚者，加紫荆皮、地肤子、白鲜皮；外用苦参、黄柏汤湿敷。

二、脾虚湿蕴

皮肤潮红发病缓，

渗出瘙痒有糜烂，

食欲不佳神怠倦，

苔腻脉濡舌胖淡。

【常见证候】发病较缓,皮肤潮红,糜烂瘙痒,渗出有鳞屑,伴食欲不佳,神怠倦,舌淡胖苔白腻,脉濡。

【病因病机】脾胃虚弱,运化失职,则食欲不佳、神怠倦;湿热内生,蕴积肌肤,故皮肤潮红、瘙痒、糜烂渗出或有鳞屑;舌、脉为脾虚湿重之象。

【治则】健脾利湿。

【方药】除湿胃苓汤(苍术、厚朴、陈皮、猪苓、泽泻、赤茯苓、白术、滑石、防风、栀子、木通、肉桂、甘草、灯心草)合参苓白术散(见本篇第一章第二十八节),外用黄连膏。

三、血虚风燥

> 皮肤色暗且粗糙,
> 色素沉着脱皮屑,
> 受损皮厚变硬燥,
> 夜间痒甚实难熬。

【常见证候】患处皮肤色暗或色素沉着,皮肤肥厚粗糙脱屑,奇痒难熬,入夜尤甚,舌淡苔白,脉细。

【病因病机】风湿热邪久蕴耗伤阴血,肌肤失养,故皮肤脱屑;血虚化燥生风,故甚痒难熬;气血瘀滞,则皮肤色暗、肥厚、脱屑、色素沉着;舌、脉为血虚之象。

【治则】养血润肤,祛风止痒。

【中药】当归饮子汤(当归、白芍、川芎、生地黄、白蒺藜、荆芥穗、何首乌、黄芪、甘草),或四物汤加胡麻仁、蝉蜕、白鲜皮。外用青黛散油膏。

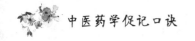

第十一节 乳腺病

一、急性乳腺炎(乳痈)

乳房突发红肿痛,

患处焮灼拒触撞,

乳汁盛泌内憋胀,

烦热疼痛神不宁。

【常见证候】多在哺乳3～5周发病,突发红肿热痛,患乳焮灼疼痛、拒触撞,乳汁分泌旺盛,但乳腺管口堵塞流不出,憋胀疼痛,烦热不宁,舌红苔腻,脉弦数。

【病因病机】缘心情不畅,肝络瘀阻,或过食高粱,致乳腺管堵塞,大量分泌的乳汁流不出,而引发红肿灼痛,局部焮灼拒触;肝络循行于乳房,故烦热疼痛、心神不宁。

【治则】疏导清热,消肿止痛。

【方药】乳痈消散〔蒲公英、紫花地丁、板蓝根、野菊花、金银花、连翘、瓜蒌、王不留行、炮山甲(现已不用)、当归、白芷、乳香〕加减;外用负压吸引,打通腺管口,排出大量乳汁即愈。

二、乳腺增生

乳腺增生起病缓,

常感胸胁乳胀满,

平按乳房块索现,

似痛非痛多心烦。

【常见证候】平素多肝气抑郁,心情不畅,胸胁乳房胀满不适,若平压乳房可触及块索状硬结,似痛非痛,多在经期或心情不好时加重,舌边红,苔黄,脉弦。

【病因病机】平素心情不舒,致肝郁气滞,乳房为肝经循行处,故易发胸胁乳房胀满不适,似痛非痛;舌、脉为肝郁气滞证表现。

【治则】疏肝解郁,消癥散结。

【方药】通乳散结汤(全瓜蒌、青皮、丝瓜络、橘络、通草、橘叶、郁金、白蒺藜、蒲公英、牡蛎、元参、莪术)加减。郁闷者,加香附、柴胡;乳胀痛者,加瓦楞子、白芷、天花粉。

三、乳癌

起病缓慢呈隐现,

小块质硬无痛感,

表面欠平内粘连,

随块增大皮凹陷。

【常见证候】多系偶尔发现乳房内有小块状质地硬结物,或体检时发现,初如枣核大小,无疼痛感,肿块边界不清,不易推动,随肿块增大外皮呈凹陷如橘皮状,苔薄黄,脉弦。一旦到晚期可破溃疼痛,早发现早治疗非常重要。

【病因病机】本病中医称乳岩,由肝脾两伤、气郁凝结而成。

【治则】疏肝散结。

【方药】早期有心烦不宁、难寐,服归脾汤加减;心情不畅、潮热恶寒者,服逍遥散加减;一旦失去手术机会,局部扩散溃烂,可用内消肿瘤丸(夏枯草、紫草、龙胆草、甘草、元参、丹参、薏苡仁、桃仁、瓜蒌、山萸肉、赤小豆、蜀羊泉、山慈姑、番木鳖,煎取汁炼膏为丸,如黄豆大小,外以朱砂、雄

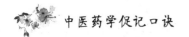

黄为衣),每次服5~8粒,每日3次,4周为1个疗程,以求缓解。

第十二节　高血压

一、肝阳上亢

> 头晕头昏头闷痛,
> 烦躁易怒耳目胀,
> 失眠多梦神不宁,
> 口苦舌燥颜面红。

简 释

【常见证候】头晕、头昏、头闷痛,烦躁易怒,口苦舌燥,失眠多梦,心神不宁,舌红苔薄黄,脉弦数。

【病因病机】缘肝阴耗伤,肝阳上亢,上扰清窍,故头晕、头昏、头闷痛;肝气郁结,郁而化火,故口苦舌燥面红、心烦易怒;舌、脉为阴虚火旺证表现。

【治则】平肝潜阳。

【方药】天麻钩藤饮(天麻、钩藤、菊花、白蒺藜、桑寄生、夏枯草、地龙、槐米、生牡蛎、珍珠母、青木香、炒杜仲)加减。不寐者,加夜交藤;烦躁者,加龙胆草;眩晕者,加石决明、决明子;口干者,加玄参、生地黄,或选用建瓴汤。

二、肾阴不足

> 头晕痛目眩耳鸣,
> 易躁怒腰膝酸痛,
> 肢麻木两手抖动,

口咽燥失眠多梦。

【常见证候】头晕头痛,目眩耳鸣,烦躁易怒,腰膝酸痛,肢体麻木,两手抖动,口燥咽干,失眠多梦,大便干燥,舌质红苔薄白,脉弦细。

【病因病机】肾阴不足,肝失滋养,阴虚阳亢,上扰清窍,故头晕头痛、目眩耳鸣;肾阴虚而外府失养,故腰膝酸痛;心肾不交,故不寐多梦;肾水亏,水不涵木,故口燥咽干、肢体麻木、两手抖动;舌、脉为阴虚内热象。

【治则】滋阴柔肝,潜阳熄风。

【方药】枸菊地黄丸(枸杞子、生地黄、白芍、菊花、牛膝、杜仲、茯苓、生龙骨、生牡蛎、钩藤)加减。不寐者,加酸枣仁、柏子仁;耳鸣者,加灵磁石。

三、阴阳两虚

头沉重耳鸣目眩,

行不稳心慌气短,

手心热口燥咽干,

腰腿软阳痿畏寒。

【常见证候】头重脚轻,头晕耳鸣,步态不稳,心慌气短,手足心热,口燥咽干,腰痛腿软,畏寒肢冷,夜间多尿,阳痿滑精,舌质淡或红无苔,脉沉细或弦细。

【病因病机】肾主骨生髓,肾虚则髓海失养,故头晕耳鸣、目眩头沉;肾虚则外府失养,故腰痛腿软;阳虚则外寒,故畏寒肢冷;阴虚则内热,故手足心热、口燥咽干;肾气不固,故夜尿多、阳痿滑精;舌、脉为阴阳两虚证表现。

【治则】滋阴补阳。

【方药】济生肾气丸(山药、山萸肉、杜仲、肉桂、茯苓、牛膝、制附子、生龙骨、生牡蛎、淫羊藿、巴戟天、酸枣仁)加减。心悸者,加磁石、紫石英;气短者,加党参、麦冬、五味子;夜尿多者,加覆盆子、黄芪。

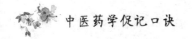

四、风痰痹阻

肌肤不仁肢麻痹，

口眼㖞斜言不利，

半身不遂或拘急，

脉象弦滑苔白腻。

【常见证候】肌肤不仁，手足麻木拘急，口眼㖞斜，语言不利，甚则半身不遂，舌苔白腻，脉弦滑。

【病因病机】风邪乘虚而入，引动痰湿流窜经络，故肌肤不仁、手足麻木拘急；痹阻络脉，气血流行不畅，则口眼㖞斜、语言不利，甚则半身不遂；舌、脉为风痰湿痹阻之象。

【治则】祛风通络，活血化瘀。

【方药】大秦艽汤(羌活、防风、秦艽、当归、川芎、白芍、白术、茯苓、半夏、天南星、全蝎、僵蚕)加减。

五、气血上逆

突然昏仆咬牙关，

不省人事紧握拳，

面赤气粗喉多痰，

烦躁身热神不安。

【常见证候】突然昏仆，不省人事，牙关紧闭，两手握固，面赤气粗，痰声辘辘，烦躁身热，躁动不安，舌质红苔黄燥或黄腻，脉弦数。

【病因病机】阳亢风动，血随气逆，风火相煽，痰浊壅阻，清窍闭塞，神志失用，故有一系列"内风挟痰火为患"的类中风阳闭重证表现。

【治则】凉血开窍,熄风豁痰。

【方药】羚羊钩藤汤(羚羊角、菊花、钩藤、生石决明、生龙骨、生牡蛎、赭石、牛膝、地龙、益母草)加减,可配安宫牛黄丸。热重者,加石膏、知母、牡丹皮、龙胆草;风盛者,加全蝎、僵蚕;痰壅盛者,加半夏、胆星、川贝、天竺黄、石菖蒲、竹沥;便秘者,加大黄、厚朴、枳实。

第十三节 冠心病

一、急性期

(一)痰瘀痹阻

心胸绞痛阵发作,
痛牵左臂或下颌,
胸部痞闷咳痰多,
心悸气短身难过。

【常见证候】心胸绞痛阵作,发作时可牵引左肩左臂或左下颌,绞痛过后胸部痞闷,多痰,心悸气短,周身不适,舌苔紫暗或有瘀斑,苔白腻,脉弦滑。

【病因病机】痰浊内生,阻遏胸阳,心阳不振,心脉瘀阻不通,故心绞痛阵作、痛有定处;痰瘀痹阻心络,故牵引左臂或左下颌疼痛;痰浊中阻,气机不利,故胸痞闷、心悸气短;清阳不升,浊阴不降,则痰多头晕;舌、脉为痰瘀痹阻之象。

【治则】通阳豁痰,活血祛瘀。

【方药】瓜蒌薤白半夏汤合失笑散(全瓜蒌、制半夏、蒲黄、五灵脂、薤

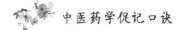

白)。畏寒肢冷,脉迟或结者,加桂枝、制附子;瘀血重者,加山楂、三七粉、香附、荜茇;苔黄脉数者,加黄连、栀子、竹茹。

(二)心阳衰微

心胸绞痛持续重,
面唇甲色呈紫青,
身出虚汗四肢冷,
胸闷气短现危象。

简 释

【常见证候】心胸部持续性剧烈绞痛,胸闷气短,面色苍青,口唇指甲青紫,出冷汗,四肢厥冷,舌质紫暗,苔白滑,脉沉细,或结代。

【病因病机】心阳衰微,心搏无力,气血瘀阻,心脉不通,则心胸剧烈绞痛;胸阳不振,故胸闷气短;气血瘀阻不能上荣,则面色苍青、唇甲青紫;阳虚故四肢厥冷;阳虚卫气不固,故出冷汗;病情危重者务必采取紧急救治;舌、脉提示心阳衰微欲脱之象。

【治则】回阳救逆,益气复脉。

【方药】四逆汤和生脉散(制附子、干姜、炙甘草、人参、麦冬、五味子)急煎服。汗多者,加龙骨、牡蛎。

二、缓解期

(一)心脾两虚

头眩胸闷神疲乏,
心悸气短面无华,
难寐健忘食不佳,
气血虚弱体质差。

【常见证候】头晕心悸,气短胸闷,神疲乏力,面色无华,食欲不佳,失眠健忘,气血虚弱尚待恢复,舌质淡,苔薄白,脉细弱。

【病因病机】大病脱险,心脾两虚,气血不足,故头眩失眠、心悸健忘;气血尚无力上荣,则面色无华;脾虚失健运,故食欲不佳、神疲乏力;舌、脉提示恢复中血气虚弱象。

【治则】补益心脾。

【方药】归脾汤(黄芪、白术、制何首乌、当归、炒酸枣仁、龙眼肉、茯苓、远志、人参、炙甘草)加减。夹痰胸闷甚者,加瓜蒌、制半夏;胸痛者,加川楝子、川芎、香附、红花。

(二)肝肾阴虚

头晕耳鸣口干渴,
心悸气短五心热,
腰膝酸软颧红灼,
胸胁闷胀痹痛着。

【常见证候】头晕耳鸣,腰膝酸软,口干渴,心悸气短,胸胁闷胀痹痛,五心烦热,两颧潮红,舌质红少津,苔薄黄,脉细数。

【病因病机】肝肾阴虚,肝阳偏亢,故头晕耳鸣;腰为肾之府,肾虚失养,故腰膝酸软;阴虚生内热,故五心烦热、口干渴、两颧潮红;心脉失养,故心悸气短、胸胁胀痹痛;舌、脉为阴虚内热象。

【治则】滋补肝肾。

【方药】左归饮(制何首乌、熟地黄、枸杞子、女贞子、香附、丹参、川芎)加减。阴虚阳亢甚者,加菊花、白蒺藜、磁石;胸痛者,加郁金。

(三)心肾阳虚

头晕胸闷气喘心悸,

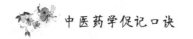

畏寒肢冷身困神疲,

腰膝酸软小便不利,

下肢浮肿自汗淋漓。

【常见证候】气喘心悸,头眩胸闷,畏寒肢冷,身困神疲,腰膝酸软,小便不利,下肢浮肿,自汗淋漓,舌质淡苔白滑,脉沉细有结代。

【病因病机】心阳不振,故心悸气短、头晕胸闷;阳虚则寒,血运不畅,不能达于四肢充于肌肤,故畏寒肢冷;膀胱气化不利,故小便不利、下肢浮肿;卫气不固,故自汗淋漓;舌、脉为心肾阳虚之证。

【治则】温补心肾。

【方药】炙甘草汤(人参、阿胶、麻仁、熟地黄、桂枝、炙甘草、制附子)加减。阳痿遗精者,加鹿角、淫羊藿;失眠者,加五味子、酸枣仁;汗多者,加浮小麦、黄芪、麻黄根。

第十四节　关节炎

一、颈椎病

颈项强痛牵肩背,

上臂困麻痛受累,

重则头晕身乏力,

失眠多梦忆减退。

【常见证候】颈项强痛,头活动不利,继之出现强痛及肩背和上肢困痛麻木感觉异常,多发生在一侧,起病缓慢,偶有损伤后急性发病,重则引起头晕乏力、失眠多梦、记忆力减退,舌胖苔腻,脉滑。

【病因病机】颈椎病临床多见。风湿寒邪侵袭客于颈部经脉,气血运行受阻,不通则痛,故引起颈肩背和上肢困痛麻木,甚则拘急、感觉异常;久病必瘀则累及脏腑,出现头晕乏力、失眠多梦、记忆减退;舌、脉呈风湿寒袭络脉之象。

【治则】祛除风湿寒邪,补气活血,通络止痛。

【方药】蠲痹汤(羌活、防风、赤芍、黄芪、当归、姜黄、甘草)加茜草根、桑枝、丹参、鸡血藤、豨莶草。

二、肩凝(五十肩)

肩膀一侧酸困痛,
感似凝结难活动,
针灸拔罐少见轻,
人称五十肩患恙。

【常见证候】多在中年发病,常见一侧肩关节出现疼痛不适,随病情发展疼痛越来越重,以致似凝固般难以活动,采用针灸拔火罐,少数能减轻。肩关节是活动范围最广、用途很大的关节,患病后酸痛、难活动,患者苦不堪言。

【病因病机】缘平素劳累后没注意保暖防护,使肩部受风寒湿邪侵袭客于脉络,不通则痛,故出现酸困疼痛、不能活动。

【治则】祛风寒湿邪,舒筋活络,通经止痛。

【方药】肩凝饮(鸡血藤、丹参、通骨草、乳香、没药、元胡、当归、香附、姜黄、羌活)加味。

三、膝关节痛

(一)急性关节炎

膝关节肿胀疼痛,

步履难屈伸不行，

西药片常服难停，

中医药根治有方。

【常见证候】膝关节痛较为常见。早期患者下楼梯有痛感，继之上、下楼梯皆痛；严重时出现膝关节肿胀疼痛、不能行走，即为急性膝关节炎。西医手术后易复发，以致最后置换关节。

【病因病机】膝关节负重和活动度大，平时若不注意防寒保暖，则易受风寒湿侵袭；因痰湿壅聚关节处，故肿胀疼痛。

【治则】急性滑囊炎，要卧床休息，外敷中药和内服汤药，收敛痰湿，消除肿胀。

【方药】外用消肿贴（金钱草16克，酒大黄12克，蒲公英30克，栀子15克，木瓜18克，姜黄18克，黄柏36克），黄酒调敷患处。口服收敛痰湿活血消肿汤（泽泻、泽兰各20克，当归、白芍、生地黄、白芷各12克，桃仁、木瓜、苍术各15克，牛膝、红花、黄柏各9克，三七粉6克），水煎服。

（二）恢复期

肿消痛减在恢复，

服药促使炎吸收，

踢抬蹬要少行走，

后遗病症不能留。

【常见证候】急性期，治疗两三周肿胀可消退，疼痛缓解即进入恢复期，仍需两三个月治疗，这是彻底治愈的关键时期。

【病因病机】从略。

【治则】口服膝关节康复汤（川续断15克，鸡血藤18克，当归尾15克，红花9克，丹参30克，伸筋草15克，防风、秦艽、威灵仙、姜黄、桑枝各12

克,川芎、牛膝各9克)。

非负重锻炼患膝:每天做患膝踢、抬、蹬三个动作各两次,每次15分钟,锻炼时可一手扶固定物,患肢先挪、后踢出,接着抬高患膝高出水平,然后下蹬,约需锻炼三个月。

四、腰腿疼痛

> 腰腿疼痛常见病,
> 有轻有重不一样,
> 重则痛甚难出行,
> 针灸按摩难除恙。

【常见证候】腰腿疼是个常见病,有轻有重,或时轻时重,重则疼痛难以出行,针灸、按摩、理疗等可得一时缓解,但仍时常发作。西医多诊为腰椎间盘脱出或膨出,手术治疗创伤较大,易复发。

【病因病机】平素风寒湿邪侵袭腰腿,客于络脉,气血运行受阻,故出现酸困疼痛;肾主骨,肝主筋,筋骨受累失养,故易出现酸困疼痛。人们在活动中腰腿负重最大,劳累后最易受牵连。

【治则】滋补肝肾,舒筋活络。

【方药】独活养生汤(独活、桑寄生、秦艽、防风、当归、细辛、白芍、川芎、生地黄、杜仲、牛膝、人参、茯苓、肉桂、甘草),可酌加巴戟天、五加皮、千年健。

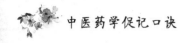

第十五节　皮肤病

一、银屑病（牛皮癣）

（一）寻常型

斑丘疹现伸背多，

银白色屑易脱落，

时轻时重难捉摸，

越抓越痒皮屑脱。

简 释

【常见证候】发病时头皮、四肢伸侧、背部等处，可见炎性斑疹、丘疹或斑块；其上有多层银白色易脱落的鳞屑，有痒感，且越抓越痒；抠去皮疹上层，出现光亮薄膜，继续抠有出血点，为其特点。

【病因病机】本病为一种原因不明的皮肤病，但与心情不好和饮酒后易发作有关。

【治则】内服祛风清热解毒剂，外用燥湿杀虫剂。

【方药】内服：消银散（羌活、防风、当归、白鲜皮、苦参、苍术、蝉蜕、赤芍、川芎、大黄、薏苡仁、地龙）。外用：取猪苦胆囊一个保存好胆汁，将白矾6克打碎投入胆囊，令胆汁溶解后频涂患处。

（二）红皮症型

皮肤弥漫发红斑，

间有正常皮岛现，

斑片红斑少痒感，

干燥脱屑较一般。

【常见证候】皮肤出现弥漫性红斑,下肢较著;大片红斑之间可见正常皮肤,称皮岛;皮疹发痒脱屑较寻常型轻。

【病因病机】同寻常型。

【治则】凉血活血,止血消斑。

【方药】红斑消散饮(紫草 12 克,槐花米 15 克,白茅根 18 克,鸡血藤 18 克,生地黄 18 克,赤芍 15 克,牡丹皮 15 克,茜草 12 克,丹参 15 克)。

二、白癜风

> 偶见皮肤白色斑,
>
> 与时俱增在扩散,
>
> 虽无任何不适感,
>
> 显露心灵受熬煎。

【常见证候】白癜风多隐袭出现,发病时不大,但与日俱增;正常皮肤的褐色消失,呈现一片白驳;虽无不适感,但显露时,影响心情。

【病因病机】病因尚不明。西医认为与自身免疫相关,中医认为可能与情志相关。此病以中老年人多见。

【治则】祛风养肺复本色。

【方药】白癜风消散饮(旱莲草、女贞子各 90 克,白芷、沙苑子、白蒺藜、何首乌各 60 克,紫草 45 克,重楼、丹参、苦参各 30 克,苍术 25 克),共研细末,每次 6 克,每日 3 次,温开水送服(药粉宜密封用棕色瓶存放)。外用:旱莲草、肉桂、补骨脂各 20 克,浸入白酒 400 ~ 500 毫升,十日后涂患处。

三、过敏性紫癜

> 四肢伸侧出红斑,

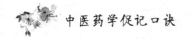

关节附近较多见，

分批出现对称显，

大小新旧同可见。

【常见证候】皮疹以四肢尤以下肢伸侧、关节附近为多，分批出现，对称分布，大小不等，新旧不一，与过敏体质有关。

【病因病机】热邪侵袭腠理，引起脉络受热而外溢肌肤。

【治疗原则】清热凉血，止血消斑。

【方药】柴胡、牡丹皮、白茅根、浮萍、紫草、金银花、连翘、赤芍、小蓟、生地黄、茜草、丹参、鸡血藤、槐米。

附

篇

第一章　六经和卫气营血

第一节　六经病

六经即太阳、阳明、少阳、太阴、少阴、厥阴，是人体手足 12 经脉的简称。汉张仲景《伤寒论》的六经分证，发展了《黄帝内经》的理论，把外感热病在演变过程中所产生的各种证候，依据所侵犯的经络、脏腑、病变的部位、受邪程度、正邪盛衰，归纳成六个不同的证候类型，称之为六经病。掌握六经病的主要脉证，治疗方法及其相互传变情况，就可以辨别疾病的阴阳表里、寒热虚实，以利辨证施治。实践证明，它不仅适用于外感热病，而且对各种杂病的诊治同样有指导意义，是正确运用辨证施治的基本原则。

一、六经分证

> 三二得六即六经，
> 三是病位二阴阳，
> 表里之间半表里，
> 各有阴阳当辨明。

简释

病位是指表证，是半表半里证和里证病情反映的部位，不是疾病发生的部位。这三个部位各有阴阳属性。

表证:正邪交争于人体广大的体表的腠理、皮肤、肌肉、筋骨和肺泡之间。若表现为头项强痛、汗出恶风或发热无汗、恶寒头痛身痛、或咳或喘、咽痛、脉浮缓或浮紧,即为表实热证,是太阳病;若表现为恶寒蜷卧、欲寐、四肢厥冷、下利清稀、咽痛脉微细,即为表虚寒证,是少阴病。

里证:正邪交争于人体的消化道,从咽、食道、胃、肠至后阴之中。若表现为热邪亢盛、壮热汗多烦渴、脉洪大或洪数,即为实热经证;若热结便秘、大便硬、腹满痛、脉沉实,即为里实热腑证,是阳明病,称阳明经证或阳明腑证;若表现为腹满而吐、下利益甚、食不下、时腹自痛、恶寒、脉缓弱,即为里虚寒证,是太阴病。

半表半里证:正邪交争于表之内、里之外的胸腹腔之间。若表现为口苦咽干、头晕目眩、两耳不闻、寒热往来、胸胁苦满、不欲饮食、心烦喜呕、脉弦或弱细,即为半表半里实热证,是少阳病;若表现为消渴、气上撞心、心中热痛、饥而不欲食、食则吐蛔、四肢厥逆、脉微细欲绝,即为半表半里虚寒证,是厥阴病。

二、六经方证

太阳少阴"表"阴阳,

阳明太阴"里"阴阳,

少阳"半表半里"阳,

厥阴"半表半里"阴,

病位属性当辨明,

针对证候选方证。

依据症状所表现的部位是"表"是"里",还是"半表半里",然后再依据症状的性质确定所在部位是阴证还是阳证。表阳是太阳病;表阴是少阴病;里阳是阳明病;里阴是太阴病;半表半里阳是少阳病;半表半里阴是厥阴病。

如表阳证出现汗出、恶风发热、脉浮缓,则为桂枝汤证;如出现恶寒无

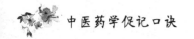

汗、咳喘、头项关节疼痛、脉浮紧,则为麻黄汤证;如里阳证出现腹满痛、大便硬、肠燥热结、潮热谵语的阳明腹证表现,则为大承气汤证;如出现壮热、汗多烦渴、脉洪大的阳明经证表现,则为白虎汤证;如里阴证出现腹满而吐食不下、自利益甚时腹自痛,则为理中汤证;如半表半里阳证出现寒热往来、胸胁苦闷、不能饮食、心烦喜呕、口苦咽干、目眩脉弦,则为小柴胡汤证;如出现消渴、气上撞心、心中热痛、饥而不欲食、食则吐蛔、四肢厥逆,则为乌梅丸证。

第二节　卫气营血辨证

邪袭卫分温初起,

气分受邪病证进,

营分烦热斑隐疹,

血分衄血神厥昏。

温病的辨证方法,是从卫气营血的病理变化和症状表现来区分病邪的浅深、轻重,作为诊治依据。结合六经辨证对烈性传染病(亦即瘟疫)的诊断治疗有指导意义。《黄帝内经》曰:"五疫之至,皆相染易,无问大小,病状相似。"

温病的初期,邪在卫分,见发热微恶寒、头痛口渴、苔薄白、脉浮数;邪到气分,见发热不恶寒、汗多烦渴、尿赤苔黄等;邪进营分,见舌绛、脉数、心烦谵语、夜不寐、斑疹隐隐等;邪入血分,见舌深绛、神昏谵语、发斑,甚则吐血、衄血、便血、痉厥动风等。中医的《温病学》和《温病条辨》中载有明确的诊治方法。

第二章　经络与针灸

第一节　经　络

一、组成情况

十二正经要记熟，

奇经八脉弄清楚，

手三阴经胸到手，

手三阳经手到头，

足三阴经足到腹，

足三阳经头到足。

 简 释

经络遍布全身,是人体气血津液运行的通道,将人体脏腑、孔窍、皮毛、肌肉筋骨等组织紧密地联结成一个统一的整体。

从医要熟记十二正经:

手三阴经是手太阴肺经、手少阴心经、手厥阴心包经,它们循行于上肢,从胸到手;

手三阳经是手太阳小肠经、手少阳三焦经、手阳明大肠经,它们循行于上肢,从手到头;

足三阴经是足太阴脾经、足少阴肾经、足厥阴肝经,它们循行于下肢,从足到腹；

足三阳经是足太阳膀胱经、足少阳胆经、足阳明胃经,它们循行于下肢,从头到足；

还有奇经八脉:任、督、冲、带、阴维、阳维、阴跷、阳跷,共八脉。

二、十二经流注次序

(一)

手三阴交手三阳,

手三阳交足三阳,

足三阳交足三阴,

足三阴交手三阴。

(二)

肺经起传大肠经,

大肠经继传胃经,

胃经继传到脾经,

脾经继传到心经,

心经继传到小肠,

小肠继传到膀胱,

膀胱继传到肾经,

肾经继传到心包,

心包继传到三焦,

三焦继传到胆经,

胆经继传到肝经,

肝经继传到肺经,

首尾相贯通如环，

循环往复不间断。

手三阴经循环于上肢内侧:前缘为太阴,中线为厥阴,后缘为少阴;

手三阳经循环于上肢外侧:前缘为阳明,中线为少阳,后缘为太阳;

足三阴经循环于下肢内侧:前缘为太阴,中线为厥阴,后缘为少阴;

足三阳经循环于下肢外侧:前缘为阳明,中线为少阳,后缘为太阳。

十二经的循环贯注是从手太阴肺经开始,依次传至足厥阴肝经,肝经再传入肺经,如此首尾相贯通环状循环。在循行中十二经与脏腹密切相连,阴经系脏、阳经系腑,阴经属脏络腑、阳经属腑络脏,从而构成肺与大肠、胃与脾、心与小肠、膀胱与肾、心包与三焦、胆与肝的六对表里相合关系,体现其在人体生理病理和诊断治疗方面的重要机制,所以前辈医学家常说:"不懂十二经络,开口动手便错。"

第二节 针 灸

标本兼治医患爱,

熟悉经络和腧穴,

针灸治疗起效快,

通经疏络和气血,

扶植正气更祛邪,

补虚泻实能清解。

针灸治疗是在熟悉经络、腧穴知识和掌握刺法、灸法技术的基础上,为病患服务,既能为患者解除疾苦,又能起到保健防病的医疗技术。其特点是见效快、创伤小、无明显毒副作用,实施简便,经济实用。

针灸治疗的机制和作用是疏通经脉、调和气血、理顺气机、扶正祛邪、维护脏腑功能。

对于针灸选经配穴和具体操作实施方法,可详见《针灸学》相关教材。

参考文献

[1]陈金水.中医学[M].9版.北京:人民卫生出版社,2018.

[2]陈晶,程海波.中医学基础[M].11版.北京.中国中医药出版社,2021.

[3]广州部队后勤部卫生部.新编中医学概要[M].北京.人民卫生出版社,1974.

[4]孙玉信.中医大辞典[M].太原:山西科学技术出版社,2017.

[5]成都中医学院.常用中药学[M].上海:上海人民出版社,1964.

[6]广东中医学院.方剂学[M].上海:上海人民出版社,1974.

[7]北京中医学院.内经释义[M].北京:人民卫生出版社,1972.

[8]北京中医医院,北京市卫生职工学院中医部.实用中医学[M].2版.北京:北京出版社,1988.

[9]山东中医学院.《黄帝内经·素问》校释[M].北京.人民卫生出版社,1982.

[10]北京中医学院中药方剂教研组.汤头歌诀白话解[M].北京:人民卫生出版社,1972.

后记——第一作者简介及本书创作背景

梁保庆,主任医师,从事中西医临床诊疗工作六十余年,发表医学论文三十余篇。

作者出生于中医世家,受家庭影响,幼年开始学习把脉、识药材、抄写中药方。1960 年高中毕业考入山西医学院(今山西医科大学)五年制本科,在系统学习西医的同时,还开展了中医实践,利用寒、暑假从事一般病证的诊治,为家乡百姓义务服务。大学毕业后分配到医疗一线,其间又系统学习了两年中医:在西安市第五期西学中班脱产学习一年,在南京市中医院进修一年。工作之余还熟读祖上留下的中医藏书数千本。在长期的临床实践中,运用中西医结合方法,多以中药为主,对患者进行治疗,积累了不少经验。

作者曾任西安市昆仑医院院长 20 余年,曾任中国兵器工业总公司卫生专业高级职称评审组组长。1993 年被编入《中国高级医师咨询辞典》。1998 年被编入《中国当代中西名医名药大辞典》《中国专家大辞典》。2002年被"香港现代医学研究中心"聘为高级研究员。2004 年被聘为中华名医协会理事。2005 年被聘为中国主任医师学术年会理事、中华医学会陕西分会常委。2009 年被特聘为《中外名医风采》名誉顾问、"香港国际中医人才研究会"永久客座教授。2013 年当选为中华医学生物免疫学会首届理事,被编入《中国就医用药指南(西北卷)》《陕西高级医药卫生专家人名志》等。

作者发表的论文多篇获世界传统医坛学科领先奖,如《中药汤剂不可替代作用》《中药处方不可忽视药物归经》,并被编入《世界传统医药新进展》一书;《肝脏——人体生存质量之本》《中药降脂灵应用 200 例疗效观察》《苦柏合剂治疗急性菌痢 30 例疗效观察》被《世界名医论坛杂志》录用并评为优秀论文;《镁与心脏疾患》等发表在《国外医学 心血管病分册》等。

　　作者退休后继续发挥余热,为患者服务,坐诊于中医专家门诊。进入耄耋之年,回忆在中西医临床工作六十余年中,对学习中医感受最深刻的当是"记忆"! 中医学理论中具有指导意义的诊断用语和常用的中药、中药经方、时方及方剂等,必须牢牢地铭记在头脑中,时时能清晰地加以运用。对"记忆"最有帮助的是朗朗上口的口诀。作者除学习已出版的汤头歌诀,还自己编撰了大量口诀,这也是从事临床实践的产物,故愿把这份在厚爱中积累的口诀予以编撰出版,如能有助于读者,则惬意欣慰。